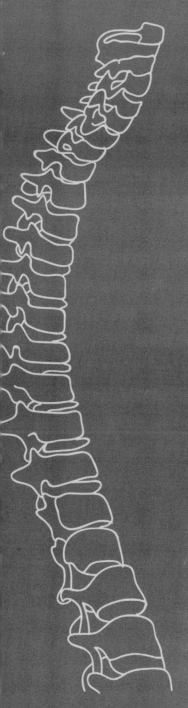

Take care of
Your
vertebral

照顾好你的脊椎

陈俊成◎著

3 浙江出版联合集团
浙江科学技术出版社

图书在版编目(CIP)数据

照顾好你的脊椎 / 陈俊成著. —杭州：浙江科学技术
出版社，2017.7

ISBN 978-7-5341-7614-2

Ⅰ.①照…　Ⅱ.①陈　Ⅲ.①脊椎病－防治　Ⅳ.
①R681.5

中国版本图书馆CIP数据核字（2017）第112580号

中文简体字版©2013年由浙江科学技术出版社发
行。本书经由台湾元气斋出版社授权出版，非经书面同
意，不得以任何形式再利用。

著作权合同登记号：图字11-2015-175号

书　　名	照顾好你的脊椎	
著　　者	陈俊成	

出版发行　浙江科学技术出版社

　　　　杭州市体育场路347号　邮政编码：310006

　　　　办公室电话：0571-85176593

　　　　销售部电话：0571-85062597　0571-85058048

　　　　网　　址：www.zkpress.com

　　　　E-mail：zkpress@zkpress.com

排　　版	杭州兴邦电子印务有限公司
印　　刷	杭州广育多莉印刷有限公司

开　本	880×1230　1/32	印　张	6.25
字　数	130 000		
版　次	2017年7月第1版	印　次	2017年7月第1次印刷
书　号	ISBN 978-7-5341-7614-2	定　价	32.00元

责任编辑　王巧玲　仝　林　　**责任美编**　金　晖

责任校对　马　融　　　　　　　**责任印务**　田　文

前言：脊椎与健康息息相关

大家都生过病，如果只是一般轻微的感冒或头痛，可能只需要多休息、多喝水就能不药而愈，但是如果一再出现重复的病症就要注意了，因为这可能是身体发出的警告，由身体功能不正常所致。

身体一般是通过脊椎与各器官的联系来发挥功能的，其中脊椎包括三大部分。

第一部分是颈椎。颈椎总共有7节，其周围的神经和器官病变有着密不可分的相关性。有的人出现头痛、失眠、高血压、颈项及两肩酸痛僵硬，都跟颈椎的神经有直接的关联，其中最重要的是位于颈椎两侧的脊髓神经。因为脊柱为支撑全身的主要干道，而颈椎最接近脑部，如果颈椎出现异常，就会直接影响脑部的血液循环，轻者造成头部凝重感或偏头痛，重者可导致脑内血管的阻塞性病变，这些病症都跟第1及第2脊神经阻滞有关。此种输送血液不顺畅的情形，就如同污泥杂草阻塞了渠道，其下游的农田就没有充分的水源可以灌溉了。治疗的方法很简单，只要把所有阻塞的原因一一排除，很多问题就可以迎刃而解了。

有时候我们胸口会有发闷般的疼痛，或者觉得恶心、反胃、胸部压迫感等说不出的症状，到大医院检查又查不出毛病，血液、尿液检验也没问题，可是这种感觉又一直困扰人，这可能就和脊椎的第二部分——胸椎有关。胸椎也有血管、神经和心脏相通，如果胸椎歪斜或不正常，首先受到影响的就是心脏。心脏的大小如同人的拳头，它负责将血液压送到全身，再把含有二氧化碳的污浊的血液输送到肺部进行气体交换，反复运作，一天要进行 10 万次以上。而心脏是依赖血管内的养分维持运作的，一旦血管发生硬化，其内部的空间就会变小，加上天气变化引起的热胀冷缩，血液的流动便会受到阻碍，此时心肌就会缺血缺氧、收缩无力，从而引起全身血液循环障碍。一旦心肌的氧气补充不足，便会感觉胸部疼痛，这就是所谓的"心绞痛"；如果心肌缺氧持续 3 分钟以上，就会出现冒冷汗、脸色苍白等症状，甚至危及生命。而这些现象可以预先从胸椎的异常判断出来，治疗的方法就是进行第 1～5 胸椎的矫正，从而保持血液循环的顺畅。

脊椎的第三部分是腰椎，腰椎异常可以引起腰痛。腰部疼痛主要与现代社会的工作性质、职业病有直接的关联。除了工作场所的环境不佳外，白领人士长期伏案工作，日积月累造成姿势不良也是诱因。尤其是一边接电话一边写字，以脖子夹住话筒，或者久坐超过 1 小时以上不起来活动，长时间下来，不但使得颈椎歪斜、错位，也会影响腰椎的健康状态。最简单的矫治方法就是抽点时间起来活动一下，如走动、倒茶或者做做工间操，这样对腰部的健康会有一定的帮助。如果还是不行，或者病症已经发生，那就只好施行腰椎整脊疗法了。

保持脊椎健康的方法很多，只要在日常生活中多加注意，从保持正确姿势和改善不良习惯做起，就可减少脊椎疾病的发生。

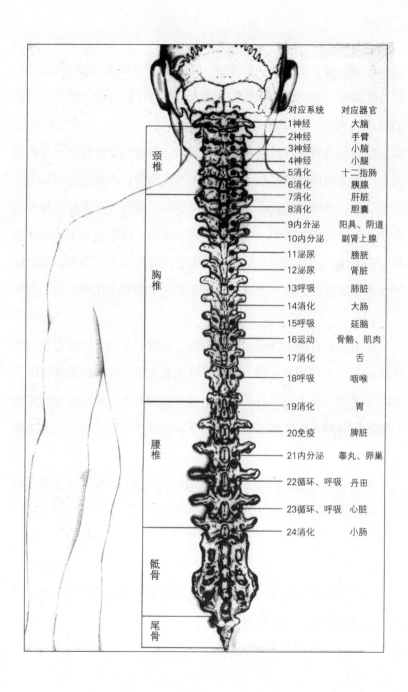

	对应系统	对应器官
	1神经	大脑
	2神经	手臂
颈椎	3神经	小脑
	4神经	小腿
	5消化	十二指肠
	6消化	胰腺
	7消化	肝脏
	8消化	胆囊
	9内分泌	阳具、阴道
	10内分泌	副肾上腺
	11泌尿	膀胱
	12泌尿	肾脏
胸椎	13呼吸	肺脏
	14消化	大肠
	15呼吸	延脑
	16运动	骨骼、肌肉
	17消化	舌
	18呼吸	咽喉
	19消化	胃
	20免疫	脾脏
腰椎	21内分泌	睾丸、卵巢
	22循环、呼吸	丹田
	23循环、呼吸	心脏
	24消化	小肠
骶骨		
尾骨		

本书原本是应报刊之约，每星期写一篇《顾好你的脊椎——谈整脊疗法》整合而成的，后来因为部分读者反映光谈整脊太严肃，而且脊椎矫正须由受过训练的专业人员施行比较安全，读者所能做的就相当有限，总觉得有些美中不足。另一方面，再好的医疗手法，也需要患者配合做饮食控制与运动，后者与疗效有不可分割的关系：如果病情已经控制，但饮食不加以节制，不做运动再加上吸烟、喝酒，疾病还是会复发的。所以后来在整脊专文之外又补充自疗法及简单的相关常识，引起了不错的反响。两年过去了，稿件也积了一大堆，经过出版社编辑大力编整之后终于可以面市，虽然还不是十分完整，但也算是对自己多年从事的整脊工作的一点心得与交代。

本书共分脊椎本身的问题，头面、五官科疾病，内脏器官与慢性疾病，下半身相关疾病，现代时髦病五大篇，除了脊椎矫正的专业内容之外，还介绍了许多小病小痛的自疗方法。希望本书能成为一般人的保健入门，需要时翻阅一下即可解决小病小痛，让健康更有保障。

由于匆促写成，可能还有很多不完整之处，希望同道多多指教，以便再版时能改进，并使内容更丰富。

陈俊成

注：本书中所提及的脊椎整复手法应由经过专业训练的医师操作，普通读者切勿盲目进行尝试。

目 录

第五篇　现代时髦病　155

脊椎本身
的问题

第一篇

脊柱侧弯：主干的歪斜要趁早矫正

顾名思义，脊柱侧弯是指人体的主干——脊柱出现了不正常的歪斜。我们知道，人体的脊柱并不是呈直线形，而是呈漂亮的S形（从侧面看），一旦脊柱的形态与正常的S形不符，或向左右两侧歪斜，就会出现很多生理问题，甚至影响人际关系与人格发展。

虽然目前很多中小学已经将脊柱侧弯列为健康检查的重点项目，但由于学生人数众多，很难仔细检查，加上幼年时期的症状并不十分明显（发病年龄为5～6岁），也不会觉得有太多的不适；再加上因为衣物的遮盖，往往不易被家长察觉，经常就被忽略了。少数家长也许还可以在帮幼儿洗澡时发现其背部、两肩的不对称，等孩子开始自行洗澡以后，如果有轻微异常就无法早期发现了。因此大多数家长只能等到孩子15～17岁发育期间才从生长速度和走路姿势方面发觉异常，于是紧张地到处找人治疗、想办法解决，但此时脊柱侧弯的情况通常已经相当严重，身体大多已明显扭曲变形，甚至出现后背部突出、胸骨隆起等症状，不施行矫正已经无法解决问题。

分为非结构性侧弯和结构性侧弯两种

一般来说，脊柱侧弯最主要的病理变化是结构异常，即主骨架改变，一般可分为非结构性侧弯和结构性侧弯两种。

非结构性侧弯

脊柱侧弯较轻微，身体仍可自由转动，只有站立时外观症状才比较明显，俯卧时则看不太出来。由于此时脊椎本身及神经、肌肉还没有发生结构上的变化，所以脊柱通常向单一方向歪斜。这种侧弯主要和习惯性姿势不良有直接关系，其他如坐骨神经痛、脊椎病变（如炎症、肿瘤等）时，患者为了减轻疼痛（减少神经根的压迫和刺激），脊柱自然地向某一侧倾斜，时间久了便会出现弯曲症状。此外，长短脚、骨盆倾斜也会影响脊柱的结构平衡而产生倾斜。

结构性侧弯

结构性侧弯由脊椎本身或神经、肌肉的病变引起，也可由非结构性侧弯发展而来，表现为脊柱左右两侧歪斜、不对称。由于其弯曲度比较固定，患者若要改变姿势，只能随着弯曲度挪移，将弯曲度稍作修正，但是侧弯的情况不会自行消失。

病因不同，治疗方式亦有差异

就病因而言，临床上可分为遗传性和非遗传性两大类，其治疗方式亦有差异。

以先天遗传为主

相比较而言，脊柱侧弯以先天性为主，约占七成，其中又多见于双胞胎，可能与家族遗传密切相关。此种原发性脊柱侧弯可分为幼儿型、儿童型、青少年型三种，通常以左右胸椎倾斜为主。随着年龄的增长，脊柱的弯曲幅度也会加大，如不及早诊治，一旦发生脊柱前突或后突压迫到神经系统，可能会出现脏器病变。

伴有骨质疏松或者骨质软化

此类脊柱侧弯患者多伴有内脏压迫症状，最主要的是心脏移位或发育不完全。由于心跳加速，肺活量减少，可造成全身长期缺氧，严重者会有呼吸加快、发育不良、躯体瘦弱、体力不济等症状。

对于成长中的青少年，家长们应该多关心他们的生活起居，及早发现问题、及早治疗，毕竟健康要从日常生活做起。

矫治脊柱侧弯时要区分遗传性和非遗传性，若属于遗传性，通常治疗效果不会太好，因为先天的骨架排列结构早已成形，即使整脊，也只能起到改善变形脊椎、避免症状恶化的效果。例如对于小儿麻痹症及半身瘫痪所造成的脊柱变形、侧弯，整脊只能起到一定的舒缓效果，但无法改变侧弯状态，所以每隔一段时间，侧弯所造成的不适症状还是会出现。至于因姿势不良等后天因素引起的侧弯，通过整脊不仅可以消除症状，而且能矫正侧弯曲度。

整复手法：部位不同，整复手法亦不同

在脊椎整复手法方面，通常分为颈椎、胸椎、腰椎三大部分，矫治时除了注意脊柱本身的安全外，还要连附近的肌肉和软组织一并调理才易见功效。

颈椎侧弯

如系颈椎侧弯，患者通常会出现头晕、头痛、失眠、重听、眼部不适、两手酸麻、咽喉部不适等症状，整复的重点在于调整第6颈椎。

整脊时，先令患者平躺在床上，两眼轻闭，心情保持轻松，再检查颈椎、棘突的排列有无异常。一般而言，若常感到颈项拘谨，右手举起困难，往往是第6颈椎向右方倾斜移位。整脊师以右手虎口抵住突出的颈椎，令患者面向左侧，在突出的第6颈椎上进行推挤整复（图①、图②）。但在矫正之前，务必要彻底做好放松肌肉的工作，以免造成二次伤害。

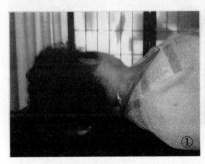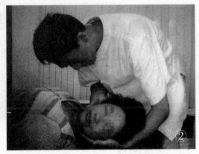

胸椎侧弯

如果时常觉得胸闷、心悸、胃部不适、气喘，可能由胸椎侧弯所致。在脊椎矫正手法中，对胸椎的研究尤其深入，也易见效果，因为背部的胸椎向后拱起，矫正并不困难，但与腰椎交接的第9～12胸椎因为正好位于腰部的下陷弧度，矫正上有死角，最好由技术熟练的整脊师施行整复，或借助专用的矫正床。具体整复手法如下：

1. 令患者直身坐于床边，两手交叉紧抱自己的双臂（图③）。

2. 整脊师先找出正确的基准线，以左手自前方紧握患者交叉的手臂，右手抵住其背后的胸椎变形处，并往标准的基础线上推（图④）。

3. 令患者向前弯腰，整脊师自后面推压其棘突，或以掌心底部推压弯曲的胸椎。

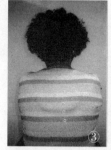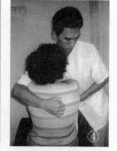

4. 令患者侧卧，整脊师以左手抓住患者手臂的交叉处，稍微用力向自己的方向拉，同时以右手掌根推压其背后的突出处（图⑤、图⑥）。一般而言，以掌根推压多用在侧弯面积较大时。

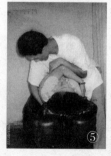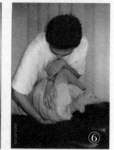

腰椎侧弯

腰椎侧弯是最常见的脊椎病症。自从人类开始直立行走以后，腰椎既要承受上半身的重量，又要作为脊柱的缓冲区，加上忙碌的现代人运动普遍不足，如久坐办公室、长时间看电脑，或学生上课时间太长，对腰椎都造成了很大的负担，久而久之，腰酸背痛就无法避免了。所以有人说，人类的脊椎病变是从直立行走开始的。

脊椎侧弯患者常感腰部无力、性欲减退，偶有前列腺增生、排尿疼痛等情形，妇女则可能出现不孕、卵巢发炎、月经失调、频尿、膀胱炎等，其中以腰部酸痛最为明显，其次是骨刺、全身神经痛，有时会导致大腿及小腿疼痛，严重者会出现腿部肌肉萎缩，故对腰椎侧弯不可大意。

腰椎侧弯的整复重点在于调整第3、4腰椎，具体整复手法如下：

1. 令患者俯卧于床，先以热水袋热敷腰部15分钟，待肌肉放松之后再检查腰椎和骨盆的位置是否正常。在第1~5腰椎中仔细检查有无椎体移位，棘突的排列是否呈直线形，这些都是最基本的。重点检查第3、第4腰椎的位置有无异常，若有倾斜、下陷或者椎体旋转，则先确认椎体所在。

2. 令患者向左侧躺，同时使其头枕的位置勿太高或太低，最好使脊柱保持直线。整脊师以左手掌骨（豆状骨）对其腰椎进行施压，再以右手推抵其右肩，使其呈左转侧状（图⑦）。

3. 整脊师将左手移至患者的髋骨（骨盆突起点，即髂骨处）处稍往下压，也可两手交叠使力（图⑧）。

4. 令患者平躺，右脚放于床缘。整脊师将患者的右脚夹于自己的两腿之间保持稳定，然后施以顿力，即可矫正复原。

5. 令患者转向另一侧，即右侧躺。整脊师以右手抵住其左肩，左手往上推压其臀部；或双手交叠施力推压腰椎，达到复位治疗的目的。

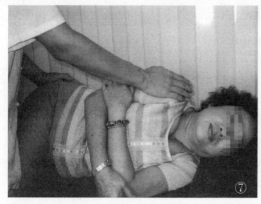
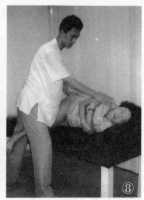

自疗法：平时多做自我矫正运动

轻微的脊柱侧弯时通常会出现头痛和肩部酸痛、腰酸、无法久坐的症状。这些早期侧弯症状出现时就要多加注意，千万不要轻视身体的异样，要知道酸痛是健康的警报。而比较严重的脊柱侧弯通常会有胸腔压迫感，也可伴有内脏病变，轻者出现功能失调，重者影响日常生活作息。既然已经出现脊柱方面的病变，如何在平时做适度运动以避免二次伤害，也就变得格外重要。

常做毛管运动

如果有腰背酸痛的问题，可在晨起或就寝前仰卧于床上，两手两脚均朝向天花板伸直，并像微风吹动花草一般地轻轻抖动，大约维持30秒后放下，休息一下再抖动10～15次，视体力进行，此称为毛管运动法（图⑨）。此运动可使脊柱两侧的自主神经更加协调，血液循环也更加畅通，并可减轻脊柱侧弯引起的腰背酸痛。

拉手微震促进幼儿发育

幼儿洗完澡后，父母也可以轻拉其手或脚，一面拉一面微微震动（图⑩），有助于促进发育和预防脊柱侧弯，甚至能改善幼儿发育迟缓的状况。如系早产儿，也可通过轻柔的按摩来激发其感觉神经，促进发育并增加安全感。

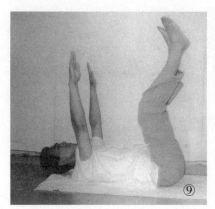
⑨

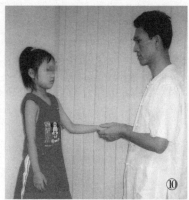
⑩

保持营养充足

在平时的营养调理中，应多摄取蛋白质和高钙食品，牛奶、鸡蛋、豆制品都是不错的选择。中医认为肝主筋，肾主骨，药物方面宜注重气血的养成和肝肾的保养，再配合上述运动，自己也可以在家里做复健，持之以恒才能收到效果。

注意日常保健

若要有效矫治脊柱侧弯，首先得注意有无家族病史，其次要保持规律的生活作息、适当运动。最要紧的是为人父母者要利用机会，观察自己孩子的脊椎有无异常，并利用简单的运动（主动及被动运动）协助其复位。当然，均衡、含钙的饮食也很重要。

五十肩：肩关节的老化不一定发生在50岁

经常觉得肩、颈、手臂酸痛的人很多，通常以久坐办公室的上班族和体力劳动者比较多。虽然两者的工作性质不同，但都是因为姿势不正确或持续性地保持一个动作太久，才会造成骨架和筋肉异常。此外，经常使用电脑的人由于不断打字或抓握鼠标移动，长久下来也易发生肩、背、手部酸痛。但以上这些症状都不是五十肩。

顾名思义，五十肩是指到了50岁左右，肩关节因为老化而经常感觉酸痛。就如同车辆行驶了一定的公里数后，就必须进厂保养一样，人体器官也同样有使用年限。车辆维修可以更换零件，但身体器官功能退化时更换可没有那么容易。所以说，要有效防范五十肩就必须多注意日常生活起居保健。

疼痛反复出现

五十肩之所以令人闻之色变，不在于它的治疗过程，而在于反复发作，不易治疗，通常症状改善后如果一段时间没有再行追踪治疗便会复发，这也与患者的工作性质或习惯性的不正确姿势有关。

一般而言，凡由肩关节本身及其周围组织功能障碍所引起的疼痛，或举手时、手臂往后及往前时发生的疼痛，都可能与神经压迫有关系。疼痛可能是间歇性的，也可能是持续性的，较严重的患者甚至夜晚疼痛难耐，无法入睡。因为白天的活动较多，不常压迫到神经，只偶尔感到疼痛；夜晚因枕头垫高，神经持续受到压迫，而使疼痛加剧。

五十肩的病因与症状

并不是每个人一到 50 岁都会出现五十肩，但有的人在很年轻时就会出现类似症状。

本病主要因肩关节及其周围组织出现功能障碍，进而引起活动受限，通常表现为手臂无法完全上举、无法伸到背后，两手肘也无法外展，而且感到疼痛。

患了五十肩之后，如果不及时治疗，有些患者的肩关节病变会延伸到膏肓穴的位置，时日一久，连着后背透前胸，就会出现胸闷及呼吸不顺畅。有的人还以为是心脏病所引起，一直治疗心脏方面的问题，走了许多冤枉路，也浪费了时间和金钱。事实上，只要矫正了五十肩，很多不适症状就可迎刃而解。

整复手法：以促进肩关节活络为先

治疗时，要将肩、颈视为一体，因为肩膀两侧与颈椎成直角，依靠于颈椎上，宛如背上的十字架，两者互相支撑以保持骨架的稳定性，一旦受到外力击打或姿势不正确，两者间的平衡就会被破坏，从而出现酸痛现象。最常见的原因是因为手臂、肩膀用力不当，或拉伤、挫伤而未行治疗，使得这种平衡遭到破坏，因此可用以下整复手法加以调整：

1. 针对头、颈、肩部各环节在互动、牵引结构上的改变详加检查。首先让患者抬起患侧的肩膀（关节），嘱其向前抬手及向背后屈手，观察其手臂向前抬高的程度，以及背后能接触到的肩胛高度。通常受限幅度大者连穿衣服都很困难，造成生活上的种种不便，可以说是一种慢性折磨！

2. 按压患者两侧肩膀的顶点穴位肩贞穴、肩髃穴，以及手臂外侧肌肉凹陷处的臂臑穴（图①），如果出现疼痛或压痛，表示手臂的气血已经阻塞，整脊师可先行针对穴位指压、推拿。指压手法可分为转、推、压，转是旋转画圆推拿，推是下压滑推，压即以点穴手法压放。

3. 如果发现肩膀有前倾或后移现象，则令患者坐直，肩部正对整脊师。整脊师两手十指交叉对握，掌底夹住患者的肩突处，用力向内推挤（图②）。如此，因受伤而稍微前倾或后移的肩部可以

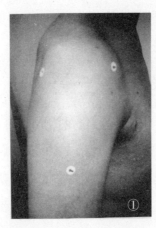 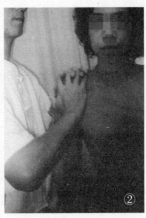

恢复至正常的位置，此时再加上外敷膏药，症状可以得到一定的缓解。

4. 肩关节及肩胛同时移位，影响抬手功能的患者，由于病程较长、体力较差，因此必须俯卧于诊疗床进行矫治。以右侧为例，整脊师以右手掌侧面抵住患者右肩胛突出部位的上方，再以左手虎口按压其上，同时以身体和手掌的力量进行推、顿、压，每天做1次，通常在2周内就可以得到很好的改善。

除了肩膀及肩关节本身的问题外，手腕和手肘的疼痛、无力也会影响到肩关节。因为手肘、手腕不能受力时，肩膀的负担必然加重，易导致受伤，因此矫治时必须多加留意，一并治疗才能一劳永逸。

自疗法：从日常生活做起

在日常生活中，生活作息习惯是影响肩关节功能的主要原因之一。例如，家庭主妇晾衣服、做家务时，经常需要活动肩膀和手臂；工人搬重物时将物品压于肩背，捆绑货物时往往要费很大的力气，这些都容易造成手臂、肩膀受伤，可能会在以后诱发五十肩。因此，在生活中注意运动和保养是防范五十肩发生的不二法门。

五十肩患者通常初期就会有肩膀酸痛的症状，同时有单侧手臂无法举起及往前后抬高，这些都跟颈椎病变有一定的关联。两手及肩关节的支撑都通过脊椎，并以其为中心，故脊椎俗称"龙骨"，就像船的支柱一样重要。支柱一旦发生倾斜，船就无法航行，而颈椎又是脊椎的第一部分，如有偏位，自然后果严重。

防治颈椎与肩关节疾病可以从日常生活做起：

1. 首先应降低枕头高度。白天工作低头太久，对于颈椎及肌肉都是很大的负担，降低枕头高度可以达到放松肌肉的目的。

2. 淋浴时，可以用热毛巾敷颈部，以达到舒缓肌肉的目的。

3. 举手困难或无法将手伸到背后触及肩胛骨者，可做些手部及肩膀的运动，具体方法如下：

找一面墙壁，患者侧壁而立，用手臂沿着墙面画大圆圈，手臂向上时手掌外翻，手臂向下时手心向下，以手不碰墙壁为原则。每次以10圈为基准，每画一圈用时6～7秒（图③～图⑤），不求多，不求快，但求姿势正确。只要坚持锻炼，就可以有效地改善肩关节活动障碍和不正确的肌肉发展，对于肩背及肩胛疾病都有缓解效果。

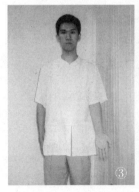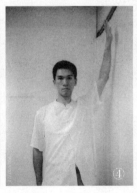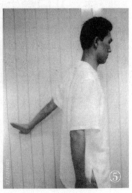

4. 在饮食方面，宜少吃冷饮和辛辣食物，因为辛辣易造成炎症，而冷饮易使血脉收缩，均不利于筋骨发展与矫治。

腰痛：病因多样，痛点不一

腰痛在临床上很常见，由于每个人的工作环境和工作性质不同，因此症状各异，产生的痛点也不一样。有些人工作时几乎都是站着的，如美发师、老师、厨师、车床工、专柜小姐等，他们的工作时间大多超过8小时，两腿和腰部承受了很大的压力，所以常常会发生腰痛。

脊椎间距加大易长骨刺

长久站立时身体非常容易感到疲倦，骨架也容易产生松动，骨头会因为长时间的支撑而产生错位，加上工作姿势不良造成的脊柱歪斜，使脊椎之间的距离加大，此时很容易长骨刺，腰痛也就接踵而来。尤其是骨刺的突出部位容易压迫到脊椎神经，那种疼痛的感觉更是笔墨难以形容。曾经有一位患者做了两次脊椎手术，疼痛还是无法解决，每次坐下来休息15秒后就必须站起来活动，活动15秒后又必须坐下来休息，晚上必须在腰部垫上3个枕头才可以入睡，非常痛苦。

一般人以为骨刺就是骨头上长了一根根的刺，其实不然。骨刺正确的名称应该是"骨质增生"，即由于骨骼本身的骨质流失或用力不当，使骨头变得比较脆弱且支持力不足，为了弥补骨质缺失，身体会自动分泌钙质来补充脆弱的部分，此部分因为突出于骨头表面而称为骨刺。这些增生的骨质通常贴着骨头生长，人体没有感觉，只有在用力不当或者压迫到周围神经时才会感觉不适，一旦增生的骨质变得很厚且足够平滑时，骨刺的不舒服感也会消失。

第3、4腰椎病变是腰痛的主因

腰痛和腰椎病变有密切的关系，其病灶大多集中在第1~5腰椎，因为身体的重量大多由这5节腰椎承受，持续受力使其耗损的程度也较其他椎体大。中医理论非常明确地指出：固腰治肾，命门火衰，其人必定腰痛。中医认为肾中的精气不足，骨骼即无法强化，其协调性与密度降低都会直接影响到脊柱的健康。如果脊椎的质量、密度不佳或受到过伤害，一旦再次受到较大的重力压迫时，其损伤的程度就会更加严重。如果腰椎受过伤且未完全痊愈，往往有长骨刺的可能，因此对于受过伤的腰椎，应格外注意保健。

前面说过，腰椎病变是腰痛的主因之一，其病灶最常出现在第3、4腰椎。整个脊柱以腰椎和胸椎的交界处最为脆弱，所以此处是腰痛的好发区域之一。整脊师在为患者整脊之前通常会检查腰椎的脆弱程度及骨骼质量，由于受过专业训练，加上经验积累形成的敏锐观察力，往往不必借助X线就可以感知骨质的好坏与椎体的紧密度。若怀疑已经长了骨刺，就必须接受X线检查，以了解骨刺的影响程度，再进行整脊矫治。矫治两个疗程之后还要再进行一次X线检查，以了解改善的程度。对于极度疼痛者，整脊师必须对疼痛持续时间、什么时候最痛等情况详加了解，同时了解患者的工作性质和习惯动作，以作为分析、矫治的参考。

整复手法：主要针对第3、4腰椎

矫治第3、4腰椎的方法如下：

令患者仰卧，两膝屈曲自然放松。整脊师两手推动患者的膝部，使其尽量靠近自己的胸口处，以检查腰椎的曲度及伸展度。然后整脊师以手推患者的左、右膝，使其分别往左、右倾，以找出腰椎在各个角度的痛点。检查结果往往会发现第3腰椎在屈膝时疼痛，此时整脊师以两手抬起患者的两脚，并抖动其脚踝，借着甩动的牵引力进行复位。也可以令患者向右侧躺，整脊师用左手抵住其左肩，右手扶推其右腰处，交叉进行顿力便可复位（图①～图③）。

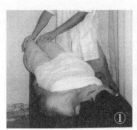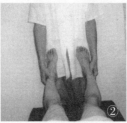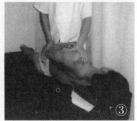

自疗法：每工作1小时就要活动筋骨5～10分钟

腰痛患者以上班族和体力劳动者居多，但平日鲜少运动的家庭主妇也是腰痛的高危人群，她们往往在忙完了家中大小事后，到了晚上便感觉浑身酸痛。缓解腰酸背痛的方法有很多，如果能够适时安排一些休闲活动，对于筋骨酸痛的缓解非常有用。

防治腰痛最重要的是保持姿势的正确性，如读书写字必须和书桌保持25厘米的距离。另外，每工作1小时，最好起来活动5～10分钟。不要小看这短短的5～10分钟，只要确实做到，除了可以活动筋骨外，还可以让紧绷的神经得到些许缓和。

现代人因为缺乏运动，体力普遍较差，加上外在压力的脑部刺激，使得神经系统、精神与思考能力都受到影响，而脊椎的神经系统又和内脏功能息息相关，脊椎如果出现问题，全身的功能都会受到影响。

运动腰部，暖和肾脏

中医认为肾主骨，肾脏的功能与脊椎的健康关系密切，所以运动除了可以活动筋骨外还有强肾作用。建议常做一些可暖和肾脏经络的动作：两手叉腰，虎口向内，两腿打开与肩同宽，以身体为主轴，按顺时针方向摆动腰部画圆。注意在轻、慢转动腰部的同时要用心感觉转到某个角度时有无不适感，有的话，在这个地方就要多做几次，然后慢慢加大动作和幅度。完毕后换逆时针方向摆动腰部画圆，早晚各做30次。腰部运动不求多，只要坚持锻炼，相信可缓解轻微的腰痛（图④）。

踮脚有调整脊椎的作用

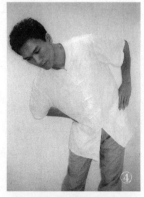

另外，也可用自然挺直脊椎的方法进行自疗。首先站直身体，手臂上举，双手十指相扣向上外翻，感觉好像有绳索将整个人向上拉起。然后踮着脚走路，直走或绕圈走皆可，走动时保持呼吸自然（图⑤）。这个动作除了可以保持脊椎的位置正确之外，对提高脚力也有很大的帮助，可以说是简单易学的保健方法。

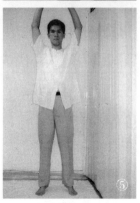

其实平时就要养成运动的习惯，保持筋骨的活动能力。无论是工作还是读书，都需要有良好的体力和精神，只有将机体功能保持在最佳状态，才能有效地完成各项工作和学习任务。

强直性脊柱炎：应把握治疗的黄金期

强直性脊柱炎属于结缔组织的血清阴性反应疾病，一向被视为比癌症还难缠，其难以痊愈的程度可想而知。本病好发于男性，男女发病率之比约为10：1；多发生于20岁左右。其症状为骨质钙化，但病变进展缓慢，最后可造成整个脊柱融合强直，无法转身或仰视。

致病原因有六种说法

本病的发病原因不明，目前仅有几种解释和研究。

感染说

过去认为强直性脊柱炎与直接或间接受到细菌或病毒感染有关，不少患者由感冒、扁桃体炎等引起，但症状消除后，患者的病情依旧。有的人认为强直性脊柱炎的发病跟链球菌感染有关，但两者的病理特点和临床表现又不尽相同。

自体免疫说

许多病理研究认为，强直性脊柱炎的病因可能是患者的自身抗体出了问题，即问题并非来自外来的抗原，而是身体为抵抗细菌而产生的抗体。简单地说，就是体内的免疫系统将本身的物质误认为外来的敌人，因而引起免疫反应，将其吞噬。

内分泌失调和代谢障碍说

即因体内代谢失调导致的脊椎病变。一般而言，女性在怀孕期间会有症状缓解的现象。研究表明，在患者身上注射孕妇的血浆，也有缓解症状的效果。

神经说

有些学者认为，心理层面的问题也可能对强直性脊柱炎的发病产生影响，但病例不多。

遗传说

强直性脊柱炎和类风湿性关节炎有共同的遗传特性，通常家族成员中有类似症状者较容易发病，而且症状都是年轻时开始出现的。

其他因素

此外，生活习惯不良、体质较差、营养不良、维生素摄取不足，加上环境、气候（如潮湿、寒冷）等的影响，均会引起强直性脊柱炎，但并不多见。

总体来说，强直性脊柱炎跟自身抗体、基因、遗传、环境等都有一定的相关性。因此只有强化自身的体质，才能减少内因和外因的影响，但如何从作息、饮食、运动做起，需要进一步探讨。

强直性脊柱炎到了后期，连弯腰和转身都非常困难，皮夹掉在地上也无法自行捡拾。我曾经看见过一个患者，俯卧在医疗床上时背部如拱桥，站立时无法挺直身子正视前方，步行时如八九十岁的老太太，而此人的实际年龄才38岁。

把握治疗的黄金期

其实在上述情况出现前，还是有一些信息可供观察，例如年轻男性通常会有发作性和持续性腰痛，脊柱棘突（也就是脊椎突出处）有压痛感，腰部有僵硬感且不能往后仰，站立或行走时感觉疲倦，这可能就是本病的初期症状。

接着，各个脊柱棘突会慢慢发生钙化，年龄较大者易发生脊柱融合。若变成驼背，夜间可有坐骨神经或腰背部剧烈疼痛，此时棘突和椎体有如竹节般僵硬，从X线片上可以看到韧带骨化，椎体变成方形（骨质疏松），关节和关节之间的间隙可部分或完全消失，整个背脊就如同插着一根铁棍，痛苦难以形容。

患者就诊时，我们通常要先观察其行动，如果行动自如，但弯腰时疼痛，称为第一级；若发生步行困难或行动迟缓，称为第二级；若有步行困难、弯腰受限、俯卧时无法平贴于床，称为第三级。其中第一级患者发病时间较短，通常寻求西医治疗者居多，即处于治疗的黄金期，一旦错过黄金期的治疗，情况就会越来越严重。

强直性脊柱炎的治疗应着重于提升免疫力，一旦免疫力得到提升，后续的治疗才能迅速收效。脊柱炎初期脊椎是可以活动的，患者可能自觉身体僵化，因害怕疼痛而不敢任意活动。其实适当的运动对于强直性脊柱炎有一定的帮助，但应尽量选择柔和的运动，如气功、太极拳、游泳、慢走等，对缓解脊柱周围的肌肉僵化有一定的效果。

中医认为本病由体内风寒湿痹所引起，下药着重在祛风、利湿、温经、活血，其中川芎、姜活、独活对于祛风扶正有一定的效果；茯苓、苍术、土茯苓可去除体内的湿气；肉桂、党参、黄芪亦有补气温经的作用；补血药以当归为王，但必须与其他行血药并用，如川七、红花、钉地蜈蚣、穿山甲等。可谓因病施治，每个患者的症状不一，解决方式也不尽相同。

整复手法：颈椎、胸椎、腰椎都要兼顾

整脊师须先了解患者棘突的活动性，也就是每个脊椎间隙的钙化程度，如果钙化得很严重，就必须先服用药物，等症状缓解之后再行整脊。

我曾经遇到过一个患者，每天几乎无法坐在桌前工作一小时以上，即使与友人去唱歌，也往往站不到半小时就连人带手上的麦克风一起躺平。强直性脊柱炎严重到无法继续工作时，只能希望通过整脊缓解症状。

整脊之前要先检视颈椎、胸椎和腰椎三部分，如果椎体出现旋转受阻，则须先行延展。

颈椎

检查颈椎时，整脊师以两手托住患者的后头骨轻轻拉动，以检查颈椎棘突有无异常。

一般而言，颈椎转动不顺畅多由第1颈椎移位所致。我们知道，第1颈椎如同脊椎的龙头，不仅负责稳定，也兼管方向，所以

最为重要。

调整第1颈椎常用俯卧姿。首先放松颈部肌肉，再以热毛巾敷盖于颈项处。令患者俯卧，头向右侧倾斜，整脊师站立于其左前方，右手扶推其左侧头骨，左手扶压其左肩，左右手呈交叉状，两手扶稳后，以瞬间的力量将患者的头略推向右侧即完成调整（图①）。接着换另一边，令患者头向左侧倾斜，手部动作相反。左右各矫正一次即可。对于颈椎活动受限的患者，本法成功矫正的机会很大。

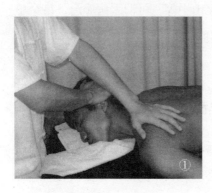

胸椎和腰椎

检查时可令患者俯卧，整脊师以左手掌按压其臀部上方，再令其抬起左脚，以了解椎体受损的严重程度。然后整脊师先以两手往下压其臀部上方，再以单手加压的方式推压其尾椎处（图②～图④）。如果椎体钙化严重，矫正时必须非常小心，以免造成二次伤害。

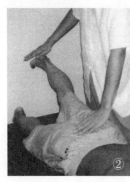
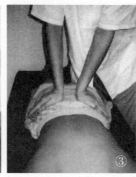
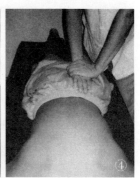

自疗法：仿虾运动刺激穴位

一般认为关节病变时不宜做太多的运动，尤其是脊椎炎初期，运动量过大不但会腰酸背痛，严重者还会出现局部刺痛，只要手一接触到棘突便有疼痛感，因此整脊时动作不可过于猛烈。

有的患者除了腰背不舒服之外，还会出现颈肩酸痛，但又找不到酸痛点，只好靠打针和服用肌肉松弛剂，结果反而掩盖了症状，最后变得无法收拾。因此建议强直性脊柱炎早期或常有腰背酸痛的人常做下列运动：

以仿虾运动按摩穴位

晚上或晨起时平躺于地板上（地板上可铺薄地毯），两手抱膝，面部向上，蜷曲如虾一般，然后作前后摆动，借摆动的力量和地面接触，以按摩脊柱两侧的穴位。刚开始做时次数不宜太多，以10次为单位慢慢增加，以不疼痛、不受伤为原则。

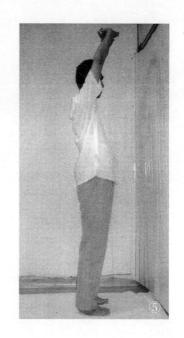

踮脚尖走路

两脚稍微打开站立，两手十指交叉外翻，再尽量伸直手臂，举高于头顶上方，然后踮起脚尖走路（图⑤）。本法既能调整腰椎和髋关节，还有减肥的作用。

饮食清淡

少喝酒，少吃辣，少吃刺激性食物（如咖啡、可乐、浓茶等），但可常吃肉类、豆类，以补充蛋白质。

风湿性关节炎：难以治愈的疾病

现在医疗进步，许多疾病都能得到妥善的治疗，只有少部分慢性疾病需要长期服药且无法真正治愈，风湿性关节炎便是其中之一。此病患者大多早已有关节炎的遗传因子，又因生活作息或饮食习惯不良而诱发。

中医称为痹证

中医将风湿性关节炎称为痹证，乃因四时的天气变化而产生的不适感。因为人依赖大气和水谷之气（也就是饮食）才得以生存，万物也是遵循四时的生长和收藏规律而茁壮成长的，如果违反了这些规律，就容易出现痹证。

气候变化

气候与环境常有变化，人类和万物必须设法适应才不会生病。如果本身的正气不足，一旦"非其时有其气"，如早晚温差太大，或春天应当温暖而寒冷，秋天应当凉爽而闷热，就容易导致关节炎，引起活动不利。

熬夜

熬夜对身体的伤害在短时间内看不出来，初期可能只表现为抵抗力下降，接着影响到肾脏，由于肾主骨，肾脏不好，骨骼、关节的强度当然会受到影响。

曾受过伤

如果以前受过伤而一直未予理会或治疗不彻底，时间一久或身体功能衰弱时，骨头、关节的症状就出现了。

遗传

目前只知道和染色体异常有关，如果因遗传所致，其治疗的效果会不好。

整复手法：调整第9胸椎及第3腰椎

风湿性关节炎好发于膝盖和脚踝，其所主管的脊椎神经来自第9胸椎及第3腰椎，调整的目的是给予足够的循环空间，以强化抵抗力，使症状趋缓。

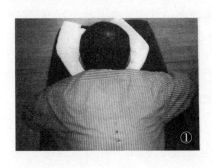

调整前先要找到脊椎的正确位置。如果在背后的两个肩胛骨下缘画一条连线，其与脊椎的交叉点就是第7胸椎，再向下两个棘突就是第9胸椎（图①）。整脊师可用手触摸检查该处的棘突有无侧弯或下陷，并询问患者是否常有水肿、伸张不利甚至疼痛，再按压附近的肌肉了解有无酸痛感，以是否曾经跌倒或碰撞受伤作为矫治参考。

然后令患者俯卧，先松筋15分钟。接着令其两手抱头正坐于床沿，背向整脊师。整脊师的两手从患者背后的头手间伸进去，向下扶在其腋下前方的肋骨两旁，扶好之后，整脊师屈膝以大腿平贴于患者的脊椎，然后稍微坐起，两手向后下方压放，此时应可听见骨骼复位的"咔咔"声。接着再针对第3腰椎进行拉脊法，请参考前文的介绍。

自疗法：适度运动，加强营养

风湿性关节炎患者必须进行适度运动才可以改善症状，但不宜做太剧烈的运动，以避免二次伤害。因为患者的骨架已经受损，有些软组织则还在复原，若做太剧烈的运动，有可能影响到功能的恢复，因此要多加小心。比较适合的运动有：

冷热敷以刺激循环

物理治疗是最安全的方法，对于复健也有实质的帮助。对于本病患者而言，冷热敷是个不错的选择。疼痛发作时，将不适部位浸泡于温水中，再慢慢提高水温，等到皮肤表面略为泛红时再改以冰块冷敷，如此可以对患部形成深层刺激，加速淋巴和血液循环。冷热敷交替做5～10次，再以手掌快速而轻柔地搓摩不适部位。以膝盖为例，前膝

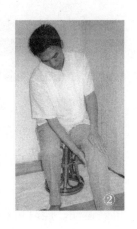

②

以两手摩擦36下，后膝窝亦同样做36次（图②），做完后试着蹲下来看看，应该会使症状略有改善。

每日做固元保气法

丹田是一切元气的基础，也是腰部力量的来源，借以带动两脚往前行。换句话说，丹田、腰、腿形成一个运动链，使腰椎、大腿、膝盖、脚掌和脚趾跟着往前迈进，所以保有元气就保住了健康。

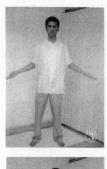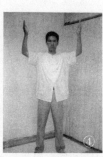

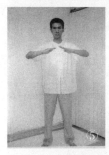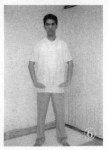

固元保气法的动作要领如下：左手掌心贴于脐下一掌处，右手再压于左手上，接着稍微用力按逆时针方向和顺时针方向各按揉36次（手掌位置固定），做完后，再以两掌在后腰部的两肾位置摩擦36次。

收功动作：最后以两掌从头顶轻按至丹田，连续6次即完成收功动作（图③～图⑥）。

加强蛋白质的摄取

在饮食方面，忌辛辣和刺激性饮食（如咖啡、可乐、浓茶等），芒果、香蕉等水果不宜多吃，但应加强蛋白质和钙质的补充，以保持和强化肌肉的弹性，来源以蛋、乳制品和瘦肉较佳。

值得注意的是，一旦发现患部已有发炎、肿胀现象，最好不要再做运动，此时可在睡眠时以抱枕或棉被垫高两脚及患侧，以减轻疼痛感兼消肿。即使疼痛剧烈时也不要用浸泡法，最好咨询一下治疗师。

足跟痛：80％与足底筋膜炎有关

经常运动的人或多或少都会受到一些运动伤害，在未达到一定程度前，大部分人都不会太在意，往往等到疼痛反复发作才感觉到伤害的严重性。

一般而言，田径和球类运动最容易造成腿和脚踝受伤，大腿以肌肉拉伤最多，脚踝则以扭伤和足跟痛最常见。而足跟痛的症状最为多变，复原时间也比较久，很多患者找不出疼痛的主要原因，一直以为是扭伤，结果耽误了最佳治疗时机。其实大约80％的足跟痛都与足底筋膜炎有关。

早晨起床时足跟会特别疼痛

我们知道，足跟的作用除了承载体重之外，还要吸收走路、跑步与运动时的重力、扭力、弹力和反作用力。一般而言，重力由足跟肌肉负责，足底筋膜和肌腱则负责部分扭力和弹力，并吸收一些地面的反作用力。若这些肌肉、筋膜长期伸展且缺乏适度休息，就会引起炎症，尤其是早晨起床时，足跟疼痛特别厉害，需要走一段路或经过半小时才会稍微改善；一旦持续工作或久站，疼痛就会反复发作，让人无法专心工作。

中医认为，五脏六腑的健康状态可以反映在足底，而且各有其反射区。例如足跟代表肾脏和膀胱，如果足跟长期疼痛，可能是经络的位置受到外力的影响而移筋走位，或者是肾脏、膀胱有问题，如不尽早治疗，可能导致阳痿、早泄、频尿等器质性病变。

足跟疼痛的首要处理方式当然是消炎，一般人大多会到医院打针、服消炎药、电疗、敷草药和推拿。但要注意，这些疗法只适合单纯的肿胀和挫伤，如果症状一直无法改善或消除，就不能再做推拿了，因为那可能是陈年旧伤导致的神经管障碍，或者是脚踝受伤、步行时受到压迫而导致的腰腿及足跟筋膜发炎，此时若贸然推拿会加重损伤的程度，所以最好去看医生以便对症治疗。

在未看医生之前，我建议大家先泡脚：睡觉前将双脚泡在温热的水中（以木桶盛装较佳）半小时，可达到活化经络、安定神经、减轻疼痛的效果，并且还有安眠作用。

若要施行整复治疗，则需先判断是内脏病变、外伤还是姿势不当导致的第4、5腰椎或尾椎轻微错位。如果能在经脉的循行路线找到压痛点，那就依压痛位置找出病因，对症治疗；若是脊椎错位，那就只有整脊才可以改善了。

整复手法：斜扳法与骶骨归位法

令患者俯卧，整脊师以两手食指和拇指轻轻触摸、摇晃患者的腰椎棘突点，看看有无歪斜、错位，以便施行整脊治疗。曾有一位老师因为每天上课，站立时间过久，造成站立时两足跟疼痛，经过复健仍未见效，反复发作了3个月。后经检查发现原来是腰椎侧

弯、右上方骶骨倾斜所致，经整复后好转。整复手法包括以下
两种：

1. 斜扳法。先放松筋骨、肌肉15分钟，然后令患者向右侧
躺，整脊师右手扶于患者右肩处。接着整脊师用膝盖顶住患者的
腰部，再以左手压推患者左髋骨，听到轻微声响表示已经复位
（图①）。

2. 骶骨归位法。整脊师以右手抵住患者臀部下方的坐骨，在
靠近小孔处一面推揉、按压肌肉，一面以左手辅助右手向右前方成
45°角推压。接着以右手按压患者的右胯，左手协助向左下方推
压，往复几次即可见倾斜的骨盆复位。另外，再双手相叠，以右手
掌根按压患者的右骶髂关节，按压推送3～5次即可使骶骨恢复至
正常位置（图②）。

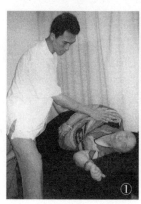 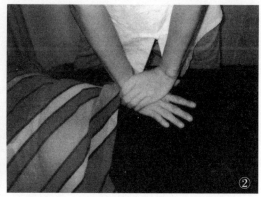

自疗法：练习足跟伸展操

由于发炎部位不能过度推拿，即便步行和运动也要适可而止，因此自疗时除了敷药外，一般的运动伤害可将双脚垫高以防肿胀。如果系内脏问题，则应多练习足跟伸展操，具体方法如下：

1. 仰卧，两足跟靠拢，足尖打开45°。深呼吸后，将脚尖尽量向前压，维持10秒后放松；接着将脚尖向后拉，亦维持10秒后放松，各做5～10次，动作宜轻缓。

2. 接着以脚踝为中心，顺时针方向转动脚尖12次，再逆时针方向转动脚尖12次。因为脚踝的内外侧有肝胆经通过，经常活动脚踝有助于促进肠胃蠕动，促进排便。

头面、五官科疾病

第二篇

头痛：现代人的宿疾

诱发头痛的因素相当多，例如面对全球化竞争、经济不景气、失业率高涨等压力，不得不长时间埋首工作；年轻人则除了功课压力外还时常熬夜上网，由于同一个姿势维持太久，造成肌肉疲劳，血液流动受阻，脑部缺氧，从而引发头痛、肩膀酸痛；少数人则因外伤（主要是头部受到撞击）或外力引起颈椎歪斜，从而引发头痛、偏头痛、高血压。

自我检查：看看颈椎正不正

头痛的原因五花八门，诊治起来也并不容易，有些患者即使到各大医院用最先进的仪器（如CT、MRI）检查，亦找不出确切的病因，请中医针灸兼服中药也只能获得些许改善，不久就可能复发，令人非常困扰。

根据我的经验，很多人的头痛都与颈椎歪斜有关，比如第1、2颈椎突出、歪斜，或头部侧面的颞骨轻微移位，因此建议经常有头痛困扰的人不妨做一下初步的自我检查，看看自己的颈椎正不正。

首先站在镜子前面，仔细看看自己两只耳朵的位置是否一样高，大小是否一致，再请家人从背后看看耳朵的高低与对称性。如果两个耳朵的位置或大小明显不对称，不妨请整脊师看看，必要时给予适当的矫正，再配合饮食与运动，多半能改善头痛宿疾，至少也能减轻症状。

整复手法：按摩颈椎两侧的肌肉

治疗前，先以食指、中指指腹用画圆圈的方式轻轻按摩颈椎两侧的肌肉，由上颈部开始，一直按摩到肩颈接合处；再以热毛巾热敷一段时间。这些动作就像运动前的热身一样，对后续治疗有实质性的帮助，千万不要小看。

接着令患者仰卧，两手平放于身体两侧，在腹部至脚掌处盖床薄被，以防受寒。整脊师站立于患者头顶上方，右手虎口紧靠其右颈椎突出处，使食指的掌骨正好抵住受限部位；然后以左掌扶住其左脸颊近下巴处，命其向左看，此时两手同时施行顿力，即可调整患者活动受限的颈椎（图①~图③）。

如系左侧颈椎突出，则手法相同，方向相反。

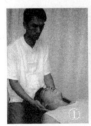 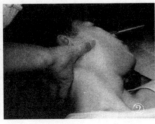 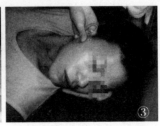

矫正的角度、手法与疗效密切相关，通常以颈部为基准，手部与颈部成90°~120°进行整复的效果最佳。

自疗法：做鸡啄米似的点头运动及转头运动

由于头痛经常出现，完全靠整脊也不是办法，以下的自疗法可以预防或改善症状：

调整枕头高度

有些人喜欢睡较高的枕头，有些人则偏爱低枕头，枕头过高或过低对脖子都不好。因为一般人的睡眠时间平均为6～7小时，睡觉时姿势变换的频率很低，不管是用高枕头还是低枕头，都会导致睡姿不良，使颈椎受到压迫或歪斜，容易诱发头痛。因此，一定要选一个高度合适的枕头，其高度以一个拳头为基准，有头痛困扰者可再稍作调整。当然，还要改变不良的作息习惯，才可达到持续效果。

保持正确坐姿

椅子的高度以坐着时两脚掌能碰到地面，小腿和地面垂直为标准，还可以在腰部垫一个小靠枕，一方面可保持姿势正确，另一方面则可避免腰肌疲劳。写字或阅读时，眼睛最好和桌面保持25厘米的距离。尽量不要在床上看书、报、杂志，也不要躺在沙发上看电视。

少吃辛辣和过酸食物

时常头痛的人应少吃辛辣食物和味道太酸的水果，如葡萄柚、梅子、柠檬等，以免对筋骨产生不利影响。

每天做鸡啄米似的点头及转头运动

经常头痛者可常做鸡啄米似的点头运动：首先抬头，仰起下巴，再将头转向左边，使下巴和肩膀平行，然后轻轻点头（图④），点10次后将头转向右边，再点10次即可。

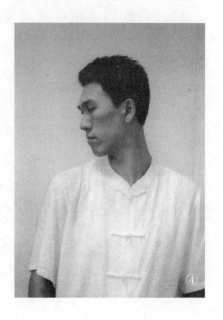

另一个动作是顺时针方向转头：两唇紧闭，牙齿轻叩，按顺时针方向做转头运动。转头时务必谨记"轻、柔、慢"的原则，每回不可超过10次，每天只做3回即可，不宜过多，以免造成肌肉疲劳。

神经衰弱与失眠：两者互为因果，可致颈椎移位

每当考季来临，有些人就会出现各种压力症状，例如嗜睡、倦怠、精神恍惚、烦躁易怒等等，此即神经衰弱现象。如果不设法缓解，可使睡眠持续不足，脑细胞不断受到刺激，引起缺氧，体力消耗与代谢废物也越来越多，结果导致全身无力、食欲不振，甚至产生心悸、胸闷、呼吸困难或昏睡不醒，有的则表现为多梦、睡不熟、易惊醒，即使睡8小时仍觉得十分疲倦，接着可能变得烦躁不安、疑神疑鬼，对外在声音、环境以及陌生的人、事、物均非常敏感、神经质，有的人还会出现耳鸣、幻听，让家人十分担心。

这种因为压力而导致的气血循环不顺畅、脑细胞缺氧可能涉及心、肝、脾、肺、肾等脏器，因长期失眠而导致的精神不稳亦可能造成颈椎移位、歪斜，适当应用整脊对此有改善作用。

调整颈椎，促进气血循环

调整颈椎的主要作用在于促进气血循环，尤其是第1、2颈椎，它们就好像火车头一样，带动着后面紧跟的车厢（胸椎、腰椎及神经系统），只有火车头的功能正常，人体的气血循环才得以正常运行。

施行矫正时，令患者自然平躺，两手平放于身旁，心情放松，

脑部切勿思想。整脊师站立于患者头顶附近，用手检查其第1、2颈椎棘突，如有歪斜、错位，则以手法矫正（图①）。至于第1、2颈椎的调整法，请参考前一节的说明。

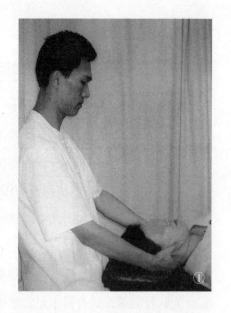

笔者曾有一位旧识前来整脊，主诉5年前曾遭遇车祸，当时只有轻微外伤，并感觉脖子扭了一下，隔日并无太大疼痛，因此不予理会。不料后来经常感到头昏，晚上难以入眠，西医认为属于更年期的自然现象，嘱其按时服药即可控制发作，但一停药便无法入眠。

经触诊检查，发现其第1、2颈椎已轻微向右侧弯，因此施以手法矫正。整脊时令患者仰卧，脸微转向左侧，整脊师左手扶住其下颌，以右手食指抵住其右颈项突出部位，然后左右手同时向左后方135°的方向进行复位动作，听到轻微声响时即代表已完成复位。

此种颈椎歪斜引起的神经衰弱与失眠亦可以用牵引法缓解，具体方法为：令患者平躺，两足以布带固定；整脊师两手扶住患者的后项，以瞬间力量进行拔拉，在听到轻微的"咔嚓"声时表示第2颈椎已拉正。

自疗法：常吃固肾食物，养成运动习惯

脑部掌管着记忆、语言、感觉与运动功能，且与内分泌有关，一旦长期睡眠不足，脑神经就会变得衰弱，进而引起恶性循环，失眠症状越来越重，久而久之，健康状况就会亮起红灯。此时，最重要的就是从根本上消除精神上的压力和困扰，避免失眠的恶性循环，其中还是以饮食和运动来调整较为安全可行。

常吃固肾食物

当然，首要原则是保持饮食均衡，多多吸收固肾的营养素。中医认为脑肾同源，只有肾水足，脑细胞才能充分运作，因此常吃固肾食物如核桃、黑芝麻、何首乌、牡蛎等均对脑细胞有益；深黄绿色的蔬果也要多吃，但要减少刺激性饮料的摄入量。

运动是最佳的减压处方

养成运动的习惯并持之以恒可以强化体力，增进神经系统的抗疲劳耐力和适应力，活化大脑的正常功能，相对提高脑部的血氧含量。有氧运动或有氧舞蹈可以通过活动身体来促进排汗，加速呼吸，还可以增加体内的血氧含量，促进二氧化碳代谢，因而有助于活化脑力。

另外，静坐调息也是不错的减压方法。静坐时身体会出现自发性晃动，有助于自我修正脊椎间的平衡，因此脊椎有问题的人静坐时通常会晃动得比较厉害。

至于静坐的方式不必特别要求，单盘腿或双盘腿皆可，但应保

持两眼微开，目光三分，不意守，不妄想，呼吸自然，一吸一呼间以5～10秒为佳；臀部可略微垫高，保持上半身正直。注意饭后或饥饿时不宜进行。

让身体充分休息

唯有让主宰一切的大脑充分休息，才能使脑细胞保持活力，因此务必要找出能充分放松、充分休息的窍门，如早睡早起，就寝前放松心情、听柔和的音乐、喝杯热牛奶等等，要知道，自己才是最好的医师。当然，如果身体已经发出警报，一定要在症状轻微时就早作治疗，这样才能长保健康。

眩晕症：主要由气血两虚所致

相信很多人都有过头晕的经验，其原因包括感冒、压力、工作环境不佳，或纯粹个性使然（自我要求较高而一时不能达成时的自然反应）。另外，内耳半规管异常或脑干的血流与神经传导不正常也会出现晕眩。如果时常感觉天旋地转、晕到想吐，送去急诊却找不到确实病变，很可能就是颈椎异常导致脑干传导不顺而诱发的。本病常被误认为由感冒引起，若未能早日治疗，往往会遭受很多痛苦，因此建议患者不妨找耳鼻喉专科医师做进一步检查。

头晕、头痛兼恶心、耳鸣

颈椎共有7节，每节之间都有椎间盘相隔，椎间盘除了可保护椎体及减少椎体间的摩擦、碰撞之外，还能使椎体保持足够的可动间距，有利于人体做各种方向的活动。然而，随着活动量的加大或自然老化，颈椎与椎间盘都会发生慢性劳损和退行性改变，最明显的就是形成骨刺。横生的骨刺常会压迫到韧带，影响神经根、脊髓和血管的传输功能，导致脑部供血不足，产生缺氧性眩晕，严重者连移动颈部位置都会诱发头晕，产生头痛、恶心、耳鸣、视物不清甚至猝倒等令人害怕的症状。

中医认为，本病由气血两虚、无法上荣至脑部所致，如能一方面补气补血，另一方面利用脊椎矫正手法让脊椎及其相关的血管、神经都趋于正常，症状即可缓解或消除。

曾经有一位严重眩晕患者去耳鼻喉科就诊，发现不是半规管的问题，再做X线检查才知道是第1颈椎严重移位，但在复健科牵引治疗了1个月后并无太大改善，最后采用整脊手法调整第1颈椎的右侧弯才获得好转。

整复手法：以调整颈椎为主

矫正手法同脊椎侧弯一节，患者仰卧，整脊师站立于其头部右侧，左手食指贴于其突出的颈椎上，再以右手推压其右脸颊向左侧转动，听到轻微声响后即完成复位（图①、图②）。

接着整脊师两手交叉，手心向下，分别轻压于患者的两肩，以自己的手臂交叉处为支点，往上顶提患者的后枕骨，以能伸展到最大限度为止，使颈椎的受限部位确实松脱而趋于正常。

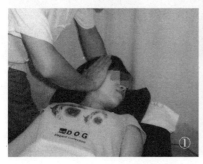
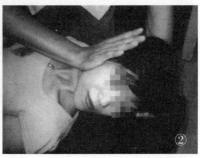

自疗法：按摩百会穴，空拳叩打经络

　　头昏眼花的痛苦只有当事人才能充分体会，有的人形容头昏发作时就像世界末日，站立不稳还在于其次，心中的不安和改善无期的焦虑才会让人心情低落、痛不欲生。患者除了就医和服用镇静剂以外，还可以用调整饮食及穴位按摩来改善症状。

　　饮食上应以避免长期吃重口味的食物为首要，穴位按摩方式有以下两种：

按摩头顶的百会穴

　　两手重叠，掌心向下，放在头顶的百会穴上。先稍微使力下压，深深吸气，然后放松，呼气（图③），重复3～6次即可。感觉不错的人可多做几次，若出现不适应立刻暂停，因为这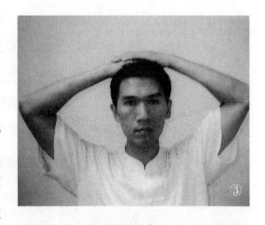有可能是颈椎发炎的迹象，不宜再以外力挤压。

空拳叩打经络

　　一只手握空拳（拳头不握紧，只轻轻握着，拳心留有空隙），另一只手伸直、平举，约与肩膀同高，然后以空拳从拇指和食指交界处的合谷穴开始，一直往上叩打，包括手腕、手肘、手臂内外侧，直到肩膀上的肩井穴为止（图④、图⑤）。左右手交替，轮流叩打，可以加强颈椎和肩部肌肉的弹性，增强元气，预防感冒。

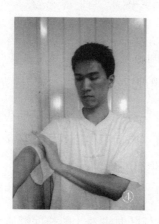 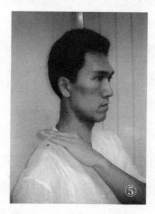

眼疾：以假性近视和老花最多见

现代人接触电视及电脑的时间越来越长，尤其是儿童与青少年，还有学业上的压力，很容易出现近视、假性近视与散光问题；中年以后则因为自然老化的关系，会逐渐发生老花眼、青光眼、白内障等慢性眼疾，甚至出现飞蚊症（眼前有黑点或丝线飘浮，如同赶不走的蚊子一样），造成很大的生活困扰。

中医认为肝开窍于目，《素问·五脏生成篇》上也说"肝受血而能视"，故眼睛有赖于肝气疏泄与肝血滋养才能长保健康。另一方面，肝的功能是否旺盛也可从眼睛看出：肝脏气血不足，则两眼干涩，视物不清；肝风内热，则眼睛红肿痒痛。所以要防治眼部疾病，首要之道便是保持肝的功能正常。

假性近视的防治最有效

在各种眼部疾病中，最受关注也较容易看出防治效果的要属青少年的假性近视。

假性近视是指由于长时间近距离看东西，导致眼部肌肉和视神经过于疲劳，以至于焦距对不准而产生视物模糊的现象，如果能够及早发现，加以适当的治疗，大多数可以恢复正常。

我们知道，视神经和颈椎的上部衔接，而大脑后部的视觉中枢又会受到神经系统的影响，所以颈椎的神经传导如果出现问题，一开始可能只出现疲倦、容易流泪，或老是觉得看到黑影，接着就会感觉视物模糊、眼睛酸痛等，此时只要直接调整第1颈椎，就可以促进气血充足、循环顺畅。中医认为中老年人之所以有老花眼、视力衰退，就是因为气血不足、功能退化之故，因此主张"目得血而能视"。气血充足之后，视力自然会变好，尤其在改善假性近视方面特别有效。

整复手法：第1、2颈椎是矫正重点

以中医的观点来看，气血的正常循环有助于矫正眼睛的疾病。第1、2颈椎是矫正眼疾的主要部位，矫正的目的在于保持脊柱的通道顺畅，使气血得以上达头顶，如此一来，气血充足，循环正常，视力也会得到改善。整复手法为两手夹耳转颈，具体手法如下：

1. 令患者平躺，头侧向一边。整脊师以两手掌触摸、检查其颈椎棘突有无歪斜，再以旋转推拿法按摩其颈部两侧的肌肉约15分钟。

2. 整脊师右手扶住患者的左肩，左手贴压在患者的左面颊近颈项处，并向右轻推、按压（舒筋）约3分钟（图①），然后换另一侧重复以上动作。

3. 整脊师以两掌夹住患者的两颊，使其两耳正好位于中指与无名指之间。然后令患者头部向右转，在其转头的同时两手顺势随其头部一同转向右侧，即可成功复位（图②）。

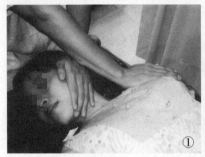
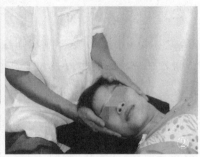

自疗法：眼睛要靠平时多加保养

眼睛不适大致包括视力衰退、视物模糊不清、视界内有异物移动或有不正常分泌物，但一般人只有在非常不舒服的情况下才会寻求眼科医师的协助，症状略微减缓便不再理会，以致下一次发病往往更加严重。事实上，眼睛要靠平时多加保养，不要等到病急再乱投医。

不要让眼睛过度劳累

打字、看书、看电视都不要超过1小时，长时间用眼时中途必须起来活动一下，一方面可以让脑部得到休息，另一方面可以让疲劳的双眼看向远方，稍微调整眼睛的焦距，同时放松眼周的肌肉，可防止视力恶化。现在学校的课程都安排每50分钟休息10分钟，就是这个缘故。

多饮菊花、枸杞子、决明子茶保养眼睛

建议自制中草药茶饮作为平时的保健饮料：取少许菊花、枸杞子、决明子，煮开后再滚10分钟，滤渣之后经常饮用，可明目清

心。若有眼屎等分泌物，则再添加谷精子、木贼各10g；如果觉得药味太重，可加入少许冰糖或蜂蜜。当然，还要少吃油炸物，太燥热或辛辣的食物也要避免。

做做眼部运动

两手摩擦生热后，将手掌心贴在微微张开的双眼上，同时做顺时针、逆时针方向的按摩各36次。手温消失时再以手指摩擦、顺推眉骨（由眉头顺势推按至眉尾及太阳穴），同样以36次为基准（图③）。

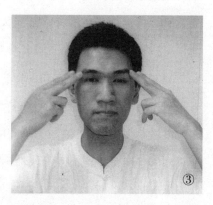

③

婴幼儿如果有眼屎问题，妈妈在哺乳时可顺便将乳汁点入孩子的眼睛，此法亦可改善眼睛红肿、刺痛的问题。这也是老祖宗的验方，确实非常好用，有意想不到的效果。

晚上11点前要睡觉

学龄前儿童近视者越来越多，其中一部分与作息不正常有直接关系，尤其都市儿童常跟着大人晚睡，时常耽误到晚上11点至凌晨1点（此时为肝脏休息时间）才睡，这样也会影响视力。所以无论如何，最好让孩子养成早睡早起的习惯。

按摩眼球

平时上班、上课时，如果觉得眼睛疲倦，也可自行做做简单的按摩：①两手掌互搓36次（首重食指和中指），再用食指与中指轻压双眼；②轻闭双眼，大幅度转动眼球，顺、逆时针方向各转36

次，切记要轻、慢。做完以上动作后，再注视远方30秒。

摩擦手掌加温后再按摩的作用在于松弛眼周肌肉，眼睛注视远方则有助于调整焦距，但最重要的还是要持之以恒。

放松眼部肌肉法

平日可自行训练放松眼部肌肉法：右手握拳后伸直，先以右拳为目标，两眼集中观看（形成斗鸡眼）。然后左手握拳后也伸直，以两拳为目标，以两眼之间为中心点，当两拳慢慢向外张开时，两眼也尽量分开看左右拳头（图④～图⑥，这个动作必须时常练习，才能慢慢掌握要领）。最后两拳向中间靠拢，使眼睛恢复正常状态。

因为平时很少用到左右动眼神经，基于用进废退的理论，这种视力焦点训练法对于平衡和放松神经颇有功效。

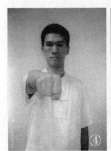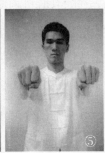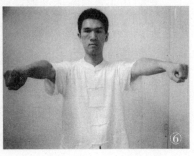

哮喘：治疗分为积极与消极两种

在季节交替之际，气温、湿度变化剧烈，忽而上升，忽而骤降，成为呼吸道疾病或哮喘患者的噩梦。尤其是哮喘患者，一旦温差太大，呼吸道黏膜受到刺激，支气管突然收缩，立刻会出现咳嗽、喘鸣等症状。由于喉中干燥，有痰咳不出来，患者为了吸到足够的氧气，往往需要张开嘴巴呼吸，说话也就显得有气无力，情况严重时嘴唇还会出现青紫色，必须立刻使用支气管扩张剂缓解症状。

常因环境、气温变化而发作

由于地球暖化产生温室效应，环境普遍恶化，气候形态变化剧烈，过敏性哮喘患者越来越多。尤其是抵抗力较弱的小朋友，只要环境中出现过敏原，如尘螨、细菌、毛发，或吃到易过敏的食物，如虾、芒果等，哮喘就会立刻发作，不管是小朋友还是家长都很痛苦（过敏性哮喘患者不分年龄层，但一般以12岁以下的儿童最常见）。

所以如果家中有哮喘患者，首先要注意保持环境的清洁，像布窗帘、地毯、棉被、枕头等寝具都要时常清理，饮食上也要特别注意忌口，这样才不至于经常发作。

中西药配合收效较快

一般认为哮喘的治疗以中西医结合效果较佳，也就是说在急性期先用西药，尤其是症状严重时应给予支气管扩张剂，防止支气管过度收缩，病情缓解后再服用其他改善症状的药物。但是支气管扩张剂往往含有类固醇，长期使用有相当多的副作用，如满月脸、水肿、骨质疏松、肾功能受损等。其他药物也只能起到缓解症状的作用，只要季节交替、温差较大或食用致敏食物时依旧会发作，所以只能说是一种消极的治疗。

西医认为要有效防治哮喘只有使用脱敏治疗，但此法会让患者承受不少痛苦，包括打10多针过敏试剂及找出过敏原以后的密集注射，对小朋友而言更是一种折磨。

因此，一般建议在紧急状况下才使用支气管扩张剂（类固醇），待症状缓解之后应立即改以中药调理。中药冬虫夏草、白果（银杏）、紫河车、淮山、西洋参，加上几味抗过敏的天然草药，对于缓解哮喘发作有一定的功效（大约服用3个月即可改善）。

中医通常将哮喘分为哮、喘两种。哮是指呼吸时声高气粗，用听诊器可以听到肺部有拉锯子声或水鸡声；喘则是指呼吸急促奔迫，胸满肺胀，此乃外感或内伤造成肺、肾功能不协调，气机升降、出纳失常所引起的呼吸不顺畅。但并非所有的能听到肺部有拉锯子声或水鸡声的疾病都是哮喘，否则辨证不明，当然难以对症治疗。

从整脊的观点来看，与哮喘发作相关的是第5对颈神经，其一旦受到压迫，造成自主神经失调，就可能引发哮喘，其中包括神经受压以及因时常咳嗽导致的脊椎轻微变化。所以如果能在服用药物的同时配合整脊，应有事半功倍之效。

整复手法：对年幼的孩子动作宜轻

第5颈椎往下两节是第7颈椎，由于它的角度稍微有点上抬，以致第5颈椎较容易下陷，在矫正角度上有其盲点，所以必须由有经验的整脊师施行矫治才比较容易获得成功。

1. 首先令患者仰卧，整脊师坐于其头侧，伸手触摸颈椎，以确定其突出的位置。如果是右突，则以右手拇指压住颈椎，左手掌从前面绕过，贴于患者的右耳处，然后两手同时压、转向左侧（右手压，左手同时压转），即可顺势向左旋转复位（图①）。

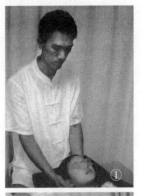

2. 接着令患者采取坐姿，两手环抱上臂（左手抱右臂，右手抱左臂）。整脊师站在患者的后方，两手分别抓住其环抱的手，再以膝盖顶住其脊椎，两手同时向后拉，以使第5颈椎往前复位（图②）。

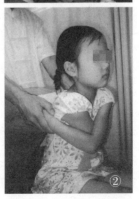

必须注意的是，年幼的孩子筋骨柔软而脆弱，实施第二个动作时最好在其背部垫一条毛巾，而且拉的力道要轻，既要有效，又不能拉伤幼儿的筋骨。

自疗法：练习以意导气

过敏性哮喘最易在季节交替时发作，药物也只能做到治标不治本，所以最重要的还是从调整体质、增强免疫力做起，也就是自我保健。以下建议应每日实施。

注意保暖

过敏性哮喘与环境因素密切相关，尤其是气温下降，所以应当注意保暖，特别是咽喉部位。如果知道气温即将下降，出门前最好围上围巾或穿高领衣服，避免冷风过度刺激。夏天进出空调房间也一样，除了避免咽喉部着凉之外，还要多准备一件外套保暖，尽量减少感冒的频率，这样才可防止哮喘发作，让气管与肺部功能都能强健起来。

放松颈部肌肉

因为哮喘发作与第5对颈神经有关，为了避免过度刺激，最好尽量放松颈部肌肉，例如睡觉时枕头不宜过高，严重的哮喘患者甚至可以不用枕头，或者以折叠的毛巾代替。但不管是枕头还是毛巾，都要勤清洗、勤晒太阳，以免尘螨附着。

沐浴时运动颈椎

沐浴时也可顺便做颈椎保健运动：先以热毛巾敷后颈部5分

钟，之后一面轻咬牙根，一面左右旋转颈部36次，切记动作要轻、缓、柔。

以意导气可以降低支气管黏膜的敏感度

哮喘患者应当养成运动的习惯，因为运动可以流汗，改善血液循环，促进新陈代谢，增强免疫功能，但最有效的还是练习以意导气呼吸法。

以意导气为练气功的基本要领，方法为：以鼻子慢慢吸气，当气进入肺部时，再以意念将其引导至脐下5厘米的位置（即丹田处），此时下腹部会因为充满气而稍微突出。然后暂时屏住呼吸，在心中默数6下或3秒钟左右，再缓慢而绵长地吐出浊气。吸气和吐气都力求绵长，也就是又慢又细又长，最好绵长到自己也几乎无法察觉的程度。一呼或一吸至少5秒，能拉长至10秒更佳（呼吸一次5～10秒，保持在丹田3秒）。经常练习以意导气，呼吸时就不会刺激到神经系统，故不至于诱发哮喘，或能减少哮喘的发作频率。另外，俗话说"气长力便长"，熟练之后还可增加气力。

以意导气呼吸法可降低支气管黏膜的敏感度，避免因气温一出现变化就发生哮喘。学会之后要经常练习，例如在上下学途中、等车时均可练习，越熟练越有防治哮喘发作之效。

过敏性鼻炎：可能由第2颈椎移位所致

每当天气变化的时候，感冒咳嗽、流鼻水的人就会增多，医院内总是大排长龙。如果这些感冒症状在一两个星期内没有好转，或者反反复复，好了以后又发，那可能不是单纯的感冒，而是过敏性鼻炎了。

过敏性鼻炎的特点在于：一遇到天气变化或突然接触冷空气，或空气中有花粉、尘螨、棉絮，就会不断地打喷嚏，流鼻水，往往眼泪、鼻涕一起流，尤其是早上起床以后症状最严重，通常喷嚏要一直打到太阳露脸才稍微好转，令人非常困扰。

现在由于空气污染、饮食没有节制等因素，受到哮喘、过敏性鼻炎、鼻窦炎困扰的人越来越多。尤其是过敏性鼻炎患者，每天喷嚏打个不停，生活上很不方便，身边的人也会觉得讨厌，久而久之，容易在两眉之间的印堂处出现沉重感，伴有注意力不集中、头痛、烦躁等症状，严重者还可能转变为哮喘，所以最好尽早治疗。

脸部歪斜亦会引发鼻炎

依我的经验，鼻病与第2颈椎附近的神经受到压迫有关，有时鼻梁歪斜（鼻中隔弯曲）或脸部不正也会连带引起鼻腔空气流动失常、污染物沉积而造成鼻内蓄脓，引起过敏性鼻炎的症状，因此通过整脊以消除第2颈椎的神经压迫，往往可以改善鼻蓄脓的严重度。有时可以采取自疗法：睡觉时将歪斜部位靠着硬枕头，一段时间之后可有奇迹般的改善作用。

整复手法：调整第2、3颈椎

1. 首先以轻压、转动的方式推拿患者的两侧颈部，一面推拿一面要求患者放松肌肉，顺势了解其脊椎的上下排列关系。此时整脊师的手法要轻柔，才能让患者放松肌肉；如果整脊师紧张，患者当然更紧张，造成肌肉僵硬而难以施展。

2. 大部分鼻病（尤其是过敏性鼻炎）患者都可以摸到第2、3颈椎移位，或者向右方回旋错位。因此，矫正前先以右手食指抵住患者第2颈椎的右侧，左手扶其左下颌。然后将患者的头向左侧转115°，再用两手快速将其头部转向左后方145°，在听到轻微响声时即表示已经复位（图①、图②）。此时再检查颈椎的排列位置，多半可发现已趋正常。

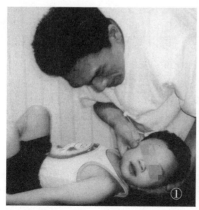 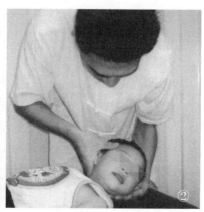

自疗法：日常保健四法

过敏性鼻炎患者可在家中对着镜子作自我检查，看看两只耳朵的位置是否一样高，两颊的肌肉是否对称，鼻梁是否笔直，颈部或脸部有无偏斜，如果有，除了请医师诊治之外，也可以在日常生活中作自我矫正。

1. 每天早晨起床后，用自己的手指来回搓揉鼻翼两侧的迎香穴36次，以促进血液循环，既能使鼻塞畅通，改善不断打喷嚏的情况，又能使身心变得舒畅。

2. 平时应注意保暖，幼儿或容易感冒的人最好在睡觉时穿束腹衣，或围上一条小毯子，以免半夜踢被着凉而诱发鼻炎。

3. 过敏性鼻炎好发于清晨刚醒来还未适应气温变化的时候，因此可在床头准备一个吹风机，起床后若感觉鼻子发痒，立刻打开中温热风做物理治疗。吹完鼻子后再吹胸口的胸腺位置（大约在胸骨上端，靠近锁骨处），等到感觉温热后再起来活动，这样就不会猛打喷嚏了。

4. 如果是过敏性鼻炎的老病号，可以采用另一种物理治疗方式——自行清洗鼻子，方法如下：每日晨起后取适量温水，以双手捧住，用鼻子吸取，再从口中吐出，如此反复3～5次，亦能减轻症状。此法刚开始时可能不太适应，很容易呛到，但过一段时间就熟能生巧了。经过3～5个月的清洗，即可减少鼻炎发作的频率。但幼儿易将温水呛入肺部，不适合采用此法。

耳鸣：可能由脑鸣引起

造成耳鸣的原因有以下几种：①由外在环境，如鞭炮声、枪声或巨大的工作声响所引起，以职业伤害最多；②由患者本身的体质不良所引起，例如耳内结构不良或异常；③由生活压力引起的神经失调症状。

髓海不足则脑转耳鸣

中医认为耳鸣为髓海不足所致，而髓海的不足或充盈则与肾脏功能有关。《灵枢·海论》说："髓海有余，则轻劲多力，自过其度；髓海不足则脑转耳鸣。"《灵枢·脉度》也提到："肾气通于耳，肾和则耳闻五音矣。"也就是说，肾中的精气如果充沛，则髓海得到应有的养分，脑的发育就会健全；反之，肾中精气虚衰时，则髓海失养，发生听力减退、耳鸣，甚至失聪。

在治疗方面，医师通常先给予镇静剂及促进耳内平衡的药物以改善症状，但不太容易完全消除，有时只要睡眠不足，症状就会再度出现。一旦病情继续发展，出现脑鸣，记忆力也会受影响，而且注意力也无法集中，容易导致精神恍惚，严重影响生活质量。

虽然就现阶段而言，治疗耳鸣的效果仍不是非常持久，但如果能够并用中西医与民俗疗法（如整脊），先服用镇定神经及促进耳内平衡的药物6个月以上，再加上中药与脊椎保健，或多或少能帮助患者减轻不适。

整复与自疗手法四则

从脊椎矫正的观点来看，不管是耳鸣还是脑鸣，都与第2颈椎的神经传导不顺有关，如果能由整脊改善体内循环，耳鸣现象亦会获得某种程度的改善。此种情况与眩晕症及失眠有点类似，因此使用手法也可以参考。

耳鸣矫正之后，日常生活方式的改善也要一起配合，这样效果才能持久。例如不可继续处于嘈杂的环境中、睡觉时枕头不宜太高、低头看书时间不宜过久等都很重要，只有时时保护颈椎使之不受压迫，才能防范神经传导受阻而出现耳鸣症状。

其他自我保健法还有：

睡眠充足去虚火

中医认为肾虚是诱发耳鸣的主因，虚烦不得眠，要防止虚火上升，最重要的就是保持睡眠充足。

鸣天鼓改善听力

先将两手掌互相摩擦36次，使手心稍微发热，然后将手掌贴于后颈部，待热力消失后再重复同样动作。连续做几分钟后，可以感觉到颈部肌肉放松，说明此法具有舒筋活血的功效。接着做道家的鸣天鼓：两手搓热后分别按压于后颈部，然后食指和中指交叠（食指叠于中指之上），再以弹指的力量刺激颈后的风池穴，此时耳中可听见类似敲鼓的声音，故名"鸣天鼓"。弹响12下之后，再以食指和中指按摩耳前、耳后，有强化听力之效。

上病下治

中医主张冬病夏治、上病下治，也就是说，头部的症状可从脚部进行治疗，使浊气下降，浊气一旦下降，清气自然上升到头顶，因此就会耳聪目明。所以主张每天做脚底按摩，包括脚掌、脚趾及脚踝处都要仔细按揉，必要时泡泡脚也有帮助。

饮食力求均衡

传统的养生理念讲究阴阳调和，因此饮食必须均衡，避免过与不及。此外，具有刺激性的浓茶、咖啡、辛辣食物等也要适可而止，这样才不至于因过于燥热而加重耳鸣症状。

甲状腺肿大： 自疗不能只补碘

甲状腺位于喉结下方，能分泌一种叫做"甲状腺素"的激素，可以促进身体的新陈代谢。如果甲状腺素分泌过剩，甲状腺就会肿大，一般称为突眼性甲状腺肿，患者可以明显感到脉搏跳动增加、呼吸急促、胸闷、心悸、手指颤抖，有时还会出现全身乏力、倦怠、多汗（尤其是手心热而有汗）、怕热（或有持续的低度发热）、食量增大但体重减轻、性情急躁、多言、易怒等症状。

容易与淋巴结肿大混淆

中医认为甲状腺肿大属于瘿病，主要由肝郁气结、肝火亢盛及心阴亏损引起，治疗时以清泻肝火、补心滋阴为主，一般多用虎杖、贯众破气化坚，半枝莲、夏枯草疏肝利胆、泻心兼清肝火，或在日常食物中多选择昆布、海藻，也有改善之效。同时还要注意生活规律，保持阴阳调和，才能百脉增生，如果长期日夜颠倒，睡眠时间不定，更易使甲状腺素分泌不正常而出现甲状腺肿大。

由于甲状腺肿大容易与淋巴结肿大相混淆，因此必须注意辨别。一般而言，甲状腺肿大多发生在喉结下方，用手触摸呈球状，肿大严重时还可能歪向一侧，患者可出现眼球突出的症状；而淋巴结肿大多发生于颈部、下巴、耳后等处，用手触摸可以摸到一个一个的结节状物体，患者多数不会出现眼球突出的症状。由于淋巴结是人体免疫系统的要塞，可防止细菌和恶性细胞扩散，因此一旦发生肿大，表示恶性细胞的发展十分严重，淋巴结必须调集大量淋巴细胞前来与恶性细胞战斗，希望能将它吞噬、消灭；如果无法予以消灭，淋巴细胞就会越聚越多，感染的部位也会越来越大，这就是肿瘤细胞常常经由淋巴结扩散的原因。颈部的恶性淋巴结肿大除了可能是其他部位的癌症转移之外，还有一种淋巴肉芽肿，又称为霍奇金病或霍奇金淋巴瘤。

整复手法：矫正第1、2胸椎

整脊的作用主要在于调节甲状腺附近的神经与内分泌系统的功能，避免因甲状腺激素分泌过剩而发生肿大。

1. 令患者平坐，两手交叉放于头后（图①），整脊师站在其身后，以推拿的方式压按其背肌两侧，即第1、2胸椎，以放松筋骨，便于矫正。

2. 整脊师先用一条毛巾垫在矫正处（背部靠近胸椎处），再屈曲膝盖，采用单脚高跪的姿势，用膝盖轻轻抵住患者的腰椎处。

3. 整脊师的两手从患者手臂的空隙中往前伸，手掌按在患者的胸骨旁，顺势将其往后拉，使患者的脊椎紧靠在自己的大腿上，再继续向下压拉，直到听到轻微的复位声为止（图②）。

4. 再检查患者的胸椎棘突是否上下对称，如仍有小幅度不正，则以掌底向中心方向推送，使其复位。

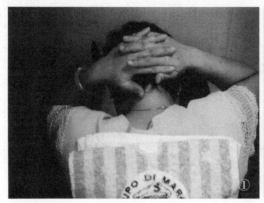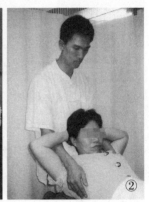

自疗法：不能只补充碘

很多人都知道，如果缺碘，甲状腺就可能肿大，但事实上并不是每个甲状腺肿大患者都需要补充大量的碘，最好由医师检验、诊断之后再决定。不管是甲状腺功能亢进还是低下，以下的自疗原则都适用。

作息规律，多运动

作息时间最好规律而正常，让身体可以得到适当的休息。早睡早起，身体自然就强壮，若经常日夜颠倒，健康就会受到影响。此外，应养成坚持运动的习惯，以强化肺部功能，提升免疫力，例如游泳就是一项很好的运动。

常以盐水漱口，多吃海带

还可以在日常生活中多多利用含碘食物，例如常以盐水漱口，这样盐水中的一部分碘可以由口腔黏膜吸收，而且盐水还有杀菌作用，能预防感冒。长期便秘者早晨起床后喝一杯盐开水还有通便效果。缺碘的甲状腺轻微肿大者则可常吃海带，其所含的碘可补充患者所缺。

使胸腺附近保持温热

晨起时可利用吹风机（中温的热风）吹一下胸腺部位（胸腺位于胸骨前靠下颌的前端），有助于强化甲状腺功能。

常饮归芪茶

如因甲状腺功能问题而出现心悸、胸闷时，可取适量当归和黄芪煎水当茶喝，体质较寒者还可酌加少许枸杞子和五味子。

天寒时戴口罩，但别穿太多

天气寒冷时注意口鼻和喉咙的重点保暖，外出时最好围围巾或戴口罩，以免污染的空气进入人体引起并发症，但不要穿太多。

内脏器官与慢性疾病

第三篇

高血压： 整脊可以避免恶化

高血压发作时，患者通常会感觉脖子酸痛、心悸、胸闷、头痛、头昏、呼吸不顺畅等，那是由血流不畅、神经系统传导失常所致，而整脊可以促进血流畅通，血压就不会一再升高。

高血压分为原发性与继发性两种

我们知道，高血压可分为原发性和继发性两种。原发性高血压多半来自于家族遗传，如果祖父母、父母或三代以内直系血亲中多人有高血压、心脏病、中风病史者，则罹患高血压的可能性将大大增加；而继发性高血压是指因后天疾病或体质不佳而诱发的高血压，例如肾脏疾病、尿路感染、长期失眠等。

中医认为，肝脏主疏泄，且与藏血有关，一旦肝功能异常导致肝火上炎，肝气郁结，肝血虚亏，肝风内动，就易出现肝阳上亢症状，表现为头胀头痛、面红耳赤、急躁易怒、耳鸣眩晕、两眼模糊、情绪激动等，即血压升高。此时如果不设法改善，血压持续上升，甚至可能出现猝然昏倒、不省人事、抽搐惊厥等症状。

体内的血管就好像水管一样，如果管腔细小或受到外力挤压时，水流速度和管壁的压力就会增加。万一管腔因故变得更窄或受到过度挤压时，比较脆弱的地方就可能爆裂，若爆裂的血管位于脑部，就会造成脑血管破裂出血，从而引起脑卒中（中风）。

前面说过，引起高血压的原因很多，其中一项比较少受关注，就是姿势不当、长期挤压脊椎造成的脊椎附近血流异常，如有些人习惯于睡高枕头，长期下来即可能造成颈椎歪斜、血管受阻，从而诱发高血压。此时若以整脊手法解除第1颈椎的受限部位，高血压就不致恶化。

整复手法：整脊前先休息15分钟

1. 为了防止患者在施术过程中因紧张而血压升高，施术前最好请患者先休息15分钟。

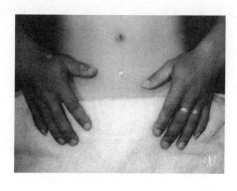

2. 两手合并，在丹田处（肚脐以下3寸）来回按揉3分钟，有助于稳定情绪（图①）。

3. 以指尖或钝一点的圆珠笔头点压（即一点一放）两手的合谷穴10分钟，亦可有效放松肌肉。

4. 确定患者的肌肉放松后，整脊师两手扶住患者的两颊，并将其耳朵夹于中指和无名指之间，然后将患者的头部慢慢转向左侧，在即将转到尽头时，用顿力进行第1颈椎的矫正，以能轻微听到响声为止（图②、图③）。再用同样的手法将患者的头转向右侧进行矫正。

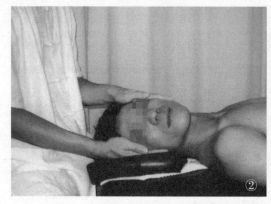 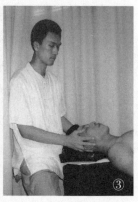

5. 整脊过后仍须对肌肉组织加强按摩和推拿，主要是两侧的肩井穴及膏肓穴，对于恢复软组织的功能有很大帮助。

自疗法：多吃含钾蔬果，多运动

高血压患者的人数有逐年增加的趋势，而且东方人的高血压罹患率高于西方人。如果血压控制不当，高血压患者易因脑血管疾病而死亡，侥幸存活者也因为脑细胞受损而留下后遗症，如瘫痪、失智等，不仅失去了生活自理能力，在一定程度上也成了家人的负担。所以高血压患者要特别注意日常保健，以维持血压的稳定，至少也要避免其恶化。

多吃苹果、猕猴桃帮助排钠

体内钠含量过高是高血压的病因之一，所以平时血压偏高的人一定要在饮食上下点工夫，除了补充足够的水分外，现榨的、不太甜的果汁或菜汁也是不错的选择。另外，常吃含钾的蔬果，如苹果、猕猴桃、西芹、香蕉等，有助于排出体内过多的钠，从而降低血压；高纤蔬果则有助于排便顺畅，亦有降压效果。

运动可以让心情放松

早上空气清新，可以到公园或学校的运动场散步或快步走，但至少需要运动半小时。如果要赶着上班，那就改在下班后运动。只有在心情放松、不急不躁的情况下运动才有助于降压，匆匆忙忙或有竞争性质的运动反而容易使血压上升。

到了睡觉前，可以平躺在床上，想象自己处在充满清新空气的森林里，林中有小溪和瀑布，瀑布从头顶冲泻而下，流经颈项、背部、臀部、膝盖，一直到脚掌。每天晚上做3～5次自我冥想，久而久之，习惯成自然，可以训练自己控制意念，控制血压，尤其是容易烦躁者，此法有助于舒缓情绪。

心脏病：可能有胸椎压迫或移位

人体有两条气血运行的主要经络：一条纵走人体正面，从口中舌下沿身体正前方中线往下，一直到会阴穴，中医称为任脉；另外一条由会阴穴经过背后的脊椎中线上达头顶的百会穴，再往前、往下行，最后进入口中上牙龈前方，称为督脉。所以练气功的人都主张舌抵上腭，目的是让任督二脉交会，形成一个循环。任督二脉可以调节十二经脉的气血，如同人体的水库。

任脉又称为阴脉之海，因能总任一身之阴经而得名。任与壬意义相通，任脉又起于胞中，因此与女性妊娠有重要关联，故称任主胞胎，所以女性怀孕时更应注意调养气血，胎儿才会健康聪明。

督脉有总管、统帅的意思，能总督全身的阳经，故又称为阳脉之海。由于督脉行于脊椎，上达脑干，与脑、脊髓和肾有密切的联系，如果脊椎（尤其是第2胸椎）受到压迫或移位，就会影响血液的传导，久而久之就会产生心血管方面的问题。换句话说，第2胸椎会影响任、督二脉的功能，与心血管疾病有关。

心脏病也需要整脊

心脏是人体最重要的器官，通过心脏的动力作用，可将血液和氧气源源不断地经动脉、静脉及末梢血管送达身体各处，使四肢百骸得以活动自如，一旦心脏的功能失常，就容易出现心悸、胸闷、盗汗、手足冰冷及心神不宁等症状。而在心脏病的辅助治疗上，通过调整胸椎移位来解除受压迫部位既有助于畅通心脏血管、改善心悸，又可防止心脏病恶化。

整复手法：颈椎、胸椎都要整复

矫正前需先了解患者有无家族史，有心脏病家族史者除了整脊之外，还要改善饮食习惯，才能获得较好的效果。

1. 检查胸椎。令患者俯卧，以检查胸椎有无变化、突出。我从多年的临床工作中发现，如果时常感到胸闷、呼吸困难、心悸，尤其是运动量大时必须以口辅助呼吸，而且体力常感不济者，多数有第2～4胸椎侧弯，这些人调整胸椎之后多能改善症状，还能保持血压稳定。

2. 颈椎的矫正。令患者仰卧，身体放松；整脊师站立于其左后方，右手扶住其右脸颊接近下颌处，手肘紧贴其面部及右耳，左手则压推其左脸颊，然后以右手固定，左手顺势向右侧拉压，听到"咔"的一声即表示已矫正复位（图①）。

3. 胸椎的矫正。患者取坐位，两手环抱（右手抱左臂，左手抱右臂，手臂呈交叉状）；整脊师站立于其身后，先取一条折叠好的毛巾垫于其背后的胸椎处，再以两膝顶压其棘突两侧，然后抓住患者交叉的两手往后拉，稍用力即可矫正胸椎移位（图②）。

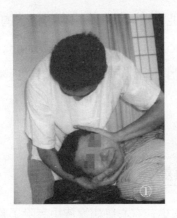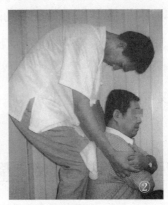

自疗法：常做旋转体操

心血管疾病严重发作时很可能致命，此时再靠整脊已经缓不济急，所以最重要的还是平日的保健。

右肩高、左肩低者属于高危人群

平常对着镜子整理、梳洗时，可以用肉眼观察自己两侧的肩膀是否高低一致，如果表现为右肩高、左肩低，很可能就是心脏病的高危人群；反之，如果表现为右肩低、左肩高，则多数有肺部方面的问题，其诱因则是胸椎倾斜。我们都应每天花一点点时间关心自己的身体，及早发现问题，以便早作治疗。

肩膀前屈或后仰的自我矫正

睡觉前先准备一条大浴巾，折成枕头大小，然后如同使用靠枕一样，置于肩膀的异常突出处。如果肩膀前屈的角度太明显，则可以试着俯卧30分钟，让肌肉组织及骨骼得到舒缓。

旋转体操

首先两手伸直向前方抬起，手心向下。接着翻掌使手心向上，一直往上抬，直到手指能轻轻点到肩膀为止。然后两手的手肘分别以顺、逆时针的方式画圆36次（图③、图④）。做此操时应保持呼吸自然，动作力求准确，切忌太快、太急。

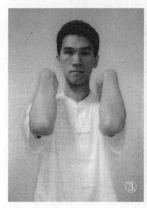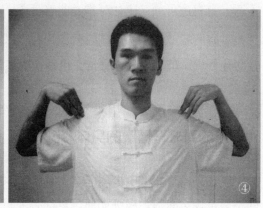

伸臂调心操

两手尽量向两旁平伸，就如同两侧有人拉着手一样。接着深深吸气，至无法再吸时忽然放松全身的力量，两手下垂，保持愉快的心情。然后再深吸一口气，"哈"一声叹气即算完成。此法对于长期俯坐办公桌的上班族而言最有实质性的帮助，也可调适心情。

胃病：饮食与压力为主因

"其人身曲，必有胃病"，这就是传统医学中的望诊。因为身体不适一定有迹可循，比如时常卷曲着身子、心情不开朗，可能是胃部不舒服的缘故；又如走路时必须拄着拐杖，如果不是脚不方便就是腰痛作祟。但就现代人来说，最普遍的还是胃部疾病。

有健康的胃才有健康的身体

有人说，在我们的消化器官中胃最可怜，因为从嘴巴进来的东西不管是什么味道、粗细如何，胃都必须照单全收。而其他消化器官则可以"推卸责任"，比如牙齿不好或没有充分时间咀嚼时，就可以把食物囫囵吞下去；舌头或口腔碰到太烫、太苦、太辣的东西，不想品尝时，也可以直接吞下去再说，难怪胃病患者越来越多。但这只是原因之一，其他如生活紧张、压力过大、三餐不正常、暴饮暴食等，都容易导致胃酸分泌功能紊乱而引起胃病。

根据日本医学界的研究，人体内胃酸的酸度是梅子的100倍，如果胃酸分泌不正常或没有食物可供消化时，就容易造成胃溃疡，引起疼痛、嗳酸等症状，最严重时甚至可以引起胃癌。

我们每天所吃的食物通通都会进入胃内，在这里消化、分解后再送到小肠吸收，只有胃肠功能良好，营养素的吸收才可得以保证，身体才有足够的能量来保持正常运作，所以胃的重要性可见一斑。

整复手法：矫正第5胸椎移位

依据我的经验，矫正移位的第5胸椎可以提升胃肠功能，而矫正侧弯的脊椎也有防治胃病之效。我曾经看过一位胸椎严重右侧弯、胃病长期不愈的患者，经过整脊后好转。病例介绍如下，提供给需要者参考。

首先令患者俯卧，整脊师用拇指轻压其脊椎棘突的疼痛部位，结果发现其第5胸椎侧弯的角度很大，背部右侧的肋骨也异常突出。站立时，患者两肩的高低明显不同，走路时的动作也不协调。整脊师用右手掌根抵住患者第5胸椎右侧的横突，左手掌根则抵住其左侧的横突下方以保持稳定，然后右手施力推向左下方，在听到轻微声响时即表示第5胸椎已经复位（图①～图④）。

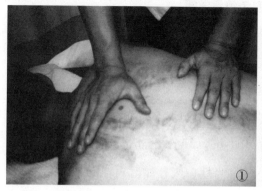
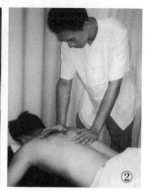

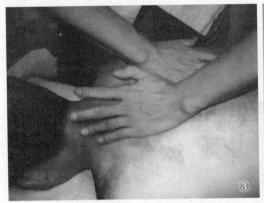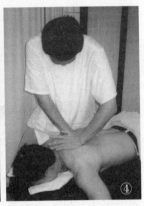

　　之后通过随诊证实患者胃部长期不适的情况获得改善，同时嘱患者在日常生活中多注意保持正确姿势，其胃病很久都没有再发。

自疗法：改变不良饮食习惯，拍打穴位

　　如前所述，胃病与不良的生活习惯有关，因此一定要从改变生活习惯做起才易见效。

用餐时放松心情，避免狼吞虎咽

　　用餐时除了细嚼慢咽以外，还要放松心情。如果时间不允许，就运用自我暗示法，轻轻闭眼告诉自己："我现在正在用餐，必须放松心情。"然后有意识地放松肌肉，从肩膀、胸口，一直到胃部、大腿、脚部等处，反复做3次以后会觉得特别轻松，此时再用餐就可以充分消化吸收，即使时间紧迫，饭后也不会觉得胃部闷胀，也不会引起消化不良。当然，刚开始时可能无法顺利放松，但只要花一些时日练习，3～6个月就能相当熟练，经常施行会有

意想不到的功效。

多吃清淡食物

油腻食物不容易消化，对胃肠的负担也比较大，所以应尽量多吃清淡的食物，同时改掉熬夜、吸烟、喝酒等不良生活习惯。老一辈人常在农历每月的初一、十五吃素、念佛，这个习惯很符合现代人的养生观。念佛是一种修身养性的行为，吃素则是最好的体内环保，每个月多吃几次素更有益健康。

拍打穴位

拍打穴位的方法其实很简单，不用刻意练习也可以自己做，尤其是时常有胃部胀气、疼痛的人，用拍打兼按摩穴位的方法相当有效。方法如下：

以手掌拍打两腿的足三里穴（位于膝盖外侧约一横掌处），每侧拍打36次。之后再两手互拍36次，重点放在大拇指下方的鱼际穴，也就是拇指根部的大肌肉处。或者请人协助拍打胃部背侧，也就是背部第8～9胸椎附近，也以拍打36次为原则。

拍打时做到五指并拢，掌心放空，手掌如瓦片形状，而且要整个手掌都能涵盖穴位，并发出声音。此法也称为气动拍穴法，平日时常练习还可保养身体。

胃部为全身气血的生化之源，必须靠吸收食物精华才能发挥其重要功能，所以，对胃的保养不可不慎。

肝功能不佳：肝气充盈，情绪才能稳定

通常肝功能不佳者会经常感觉疲惫，晚上睡觉时失眠，白天一坐下就想打瞌睡，而且四肢无力，说话有气无力，严重者还会出现腹部鼓胀、身体日渐消瘦等症状。

传统医学认为肝主疏泄，疏就是疏通，泄就是发泄，疏泄不畅就会导致肝气上逆，出现头目胀痛、面红耳赤等症状，严重的肝气上逆除了易发脾气外，还可能导致呕血、咯血、昏厥等。

肝脏是个沉默的器官

肝主藏血，肝的功能就如同水库负责调节水量一样，当人体激烈运动时，血液即输布全身；而安静、活动量少时，就有一部分血液贮存在肝脏内。如果肝血不足或调节失当，有时还会直接影响女性的月经量和来潮时间。

当然，肝脏最重要的功能仍是解毒，一旦肝功能减退，血液中的毒素就会慢慢积累，从而产生各种症状。首先发难的可能是皮肤，表现为粗糙不平，长青春痘、老人斑等。由于肝脏没有神经分布，再加上代偿功能较强，一旦发生病变，常因不容易发现（没有疼痛反应）而变得日益严重，这就是肝脏被称为"沉默的器官"的原因。

肝脏的位置在右肋骨下方，如果时常感觉此处有压迫感，或者发现尿液恶臭、颜色太浓或易起气泡，就很有必要做一下肝功能检查。

整复手法：以手刀调整第5胸椎

从传统医学的观点来看，如果胸椎不正引起传导受阻，尤其是第5～8胸椎右倾，就会出现肝功能异常，患者常感胸闷、恶心、情绪不稳、口干、易倦怠。整脊之后因传导受阻得以改善，肝气就会变得充盈，情绪也会变得稳定，有相当明显的效果。其手法如下：

1. 令患者俯卧，整脊师以两手食指和拇指轻推其胸椎的每个棘突，以了解椎体的可动范围和受限部位，如有明显的偏移或疼痛，就是需要调整之处。确认后即可进行松筋，由于背部面积较大，所以要放松背部两侧的肌肉。整脊师可用掌根画圈轻推，或以推、按、压、转的手法按压棘突两侧，时间约15分钟。

2. 整脊师以右手食指和中指压在移位椎体的棘突旁（如反方向的胜利手势），并以左手助压。令患者吸气后呼气，在其呼气时顺势向下压，将歪斜的部位复位（图①）。

3. 再以手刀从第5胸椎开始进行下压矫正（右手拇指与其余四指正好压在脊椎两侧的肌肉上，图②）。

以上手法如能连续、连贯地进行，疗效更好。

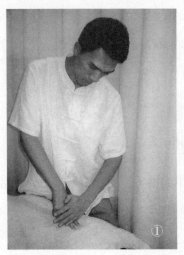
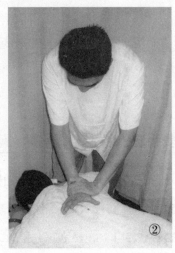

自疗法：避免生气很重要

中医认为怒则伤肝，久而久之可使肝脏发生病变。尤其是现代人的生活比较紧张，除了胃肠容易发生溃疡之外，肝的问题也不少，最常见的莫过于血压升高，脾气暴躁，睡觉时易惊醒、多梦、辗转不安、容易梦游，甚至出现幻觉等。要避免类似情况一再发生，最重要的还是远离烟、酒等刺激性食物，同时找出能够舒缓压力的方法（独家妙方更好），例如听音乐、唱歌、寻求宗教信仰的慰藉等。饮食方面可以平肝疏肝为主，补充含叶酸及烟酸的食物，如猪肝、核桃、糙米、芝麻、深绿色蔬菜等，有助于改善情绪低落，稳定脑内神经传导，减少不正常放电。

糖尿病：饮食控制与保肾应双管齐下

众所皆知，糖尿病患者有"三多一少"的困扰：吃得多，喝得多，尿得多，但体重减少。此外，血糖也会明显升高。糖尿病是一种典型的代谢性疾病，由于胰岛素分泌相对或绝对减少，引起糖、脂肪及蛋白质代谢紊乱，从而引起血糖增高，排泄糖尿。根据世界卫生组织（WHO）制定的标准，只要空腹血糖大于或等于140mg/dl，或者任何时候抽血检验时血糖均大于或等于200mg/dl者，均可诊断为糖尿病。

与肾的蒸腾气化功能有关

传统医学认为，糖尿病的发生和肾脏功能有关，因为肾主水液，负责体内津液的输布和排泄，以维持代谢平衡与调节。正常情况下，津液的代谢多经由胃的摄入、脾的转化和传输、肺的宣散和肃降、肾的蒸腾气化来完成的。如果肾的气化周全，代谢过的津液会经由三焦化为汗液、尿液和气排出体外；如果代谢出现障碍，导致排尿过少或过多，就可能出现身体水肿、皮肤溃烂等异常现象。胰岛素与血糖代谢异常则出现糖尿病的典型症状。

从脊椎神经学的角度讲，与胰岛素分泌有关的脊椎是第7、8、12胸椎以及第2腰椎，如果利用特殊手法调整这几节脊椎，有助于改善胰岛素的分泌功能。但要注意的是，有些糖尿病患者不适合以整脊的方式做辅助治疗，例如妊娠期糖尿病患者（尤其是出现尿毒症者）、受到病毒感染者、患病时间较长且抵抗力较弱者、有手术史者、外伤未愈者等，当然，年纪太大者也不宜做整脊。

整复手法：调整第7、8胸椎

与胰岛素分泌有关的脊椎是第7、8、12胸椎和第2腰椎。整脊前先令患者俯卧，整脊师以按、压、推、滚手法或两手劈法，在患者的第7、8、12胸椎两侧进行肌肉放松动作。然后以两手拇指和食指（拇指在前，食指在后）夹起第2腰椎两旁的肌肉，夹起后再放下，连续数次（称为夹脊法），施行此法可以通经舒络，能让紧张的肌肉达到最深层的放松。

松筋后令患者正坐，两手环抱；整脊师站于患者背后，先取一条毛巾垫在其第7、8胸椎上，再以两膝顶靠其背部，同时用两手握住患者的双手往后拉，听到轻微的复位声即表示已完成复位（图①）。

接着令患者俯卧，整脊师抓住其两足踝轻轻抖动，以促进腰椎的排列正确复位（图②）。

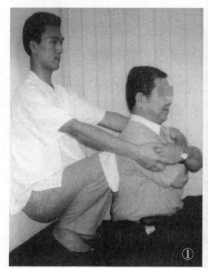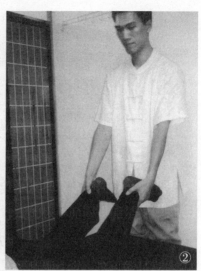

自疗法：温肾并按摩穴位

由于糖尿病患者受伤后伤口不容易愈合，所以应选择简单而有效的方法。

温肾及按揉足三里穴

两手互相摩擦36次，使手掌微温，再趁机按揉后腰部的两肾（大约在两侧后腰上方），温度消失后可再度搓手、按揉，反复做3～6次（图③）；再以同样的方法按揉足三里穴（位于膝盖外侧下方一横掌），反复做6次（图④）；接着再按揉内脚踝的三阴交穴，也做6次（图⑤），具有调节代谢、避免病情恶化的效果。

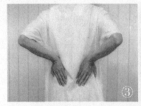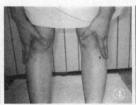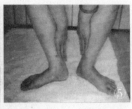

饮食一定要有所节制

如果家中有糖尿病患者，则全家人的饮食也应尽量清淡，口味不宜过重，尤其要少吃糖类食物，对米饭等淀粉类食物也要有所节制，以免引起血糖升高。选择清淡爽口的蔬菜，如新鲜的番薯叶和冬瓜各150g煮汤饮用，可以利尿，清内热，对糖尿病患者特别有益。另外，也可去中药房购买玉米须煎水饮服，有止渴、利尿、祛湿的功效。

定期检查身体

注意保养是防治慢性病的不二法门，糖尿病患者也一样，除了控制血糖外也要注意控制血压，慎防泌尿道感染。因为糖尿病患者常伴有高血压，而且抵抗力也较差，一旦发生感染，容易引发败血症。

如果能配合定期验血和验尿，监测血肌酐和尿蛋白，即可适时给予药物治疗，避免病情恶化。

脂肪瘤：可以通过整脊改善

人体之所以会出现脂肪瘤，与血液中的脂肪脱不了干系：由于营养过剩，血液中的脂肪积聚过多，导致代谢不良，只好到处堆积，甚至突出于组织器官表面，成为脂肪瘤。另外，若有淋巴管循环阻塞，久而久之即出现淋巴结节，结节越积越大，成为一个无用的瘤状突出物，其中以脂肪为主者就称为脂肪瘤。

整脊的效果不像手术那么好

传统医学认为脂肪瘤的生成与肝脏功能有关，因为肝脏司全身气机的调节，推动血和脾液运行，如果气机的升降、疏泄失常，则可导致阴阳失调、血脉不畅发、气结血郁，结果就会出现结节及肿瘤。我们知道肝胆一体，胆囊中胆汁的主要功能就在于消化脂肪，一旦胆汁分泌不足无法充分消化脂肪时，多余的脂肪就可能到处堆积，形成脂肪瘤。

一般而言，脂肪瘤大多为良性肿瘤，如果不影响正常的生理功能，并不需要特别治疗，若要积极治疗也不困难，通常只要切除即可，所以即使出现也不必过于恐慌。但若疏于注意，有时良性的脂肪瘤也会发生变化，成为恶性肿瘤。因此，如果在例行的健康检查中或无意中发现脂肪瘤，还是应该经常追踪检查，一旦发现不寻常的变化就要立刻就医。当然，如能运用自然的方法使脂肪瘤消退或不再长大、恶变，那就更好了。

理论上，整脊的效果不像手术那样可以直接让脂肪瘤消失于无形，但整脊可以促进第5、6、9胸椎正常化，进而活化肝胆功能，一方面能通过促进胆汁分泌而逐渐分解脂肪，另一方面则可因新陈代谢旺盛而使脂肪瘤日渐缩小甚至消失。

整复手法：多采用环抱整骨法

1. 在整复矫正之前，先确认与脂肪瘤有关的第5、6、9胸椎有无异常。人体背后两个肩胛连线的中点（略突起处）就是第4胸椎，往下一两节即为第5、6胸椎；两个肩胛下缘连线的中点就是第7胸椎，往下两节即为第9胸椎。

2. 按摩这三个椎体棘突两侧的肌肉约15分钟（其手法包括按、压、推、旋、捻等），按摩后再以草药蒸气熏蒸10分钟。

3. 令患者俯卧，先检查这三个棘突是否正常（通常第5、6胸椎较容易侧弯右倾），再以右手掌心从侧弯处推向中心点，左手则扶住患者的腰部以便使力（图①）。如果棘突的位置相差太大，光用一只手根本使不上力，就必须借助左手之力，抓住患者的坐骨上方往上抬，两手同时用力即可使歪斜处复位。

4. 接着施行环抱整骨法，方法为：患者两手交叉环抱自身手臂；整脊师坐于其前方，右手握拳，并将变位的脊椎固定于拳中，左手抵住患者交叉的手肘往下压，此时两人成面对面环抱状态。在左手下压的同时，再以身体的力量协助右手推压变位的胸椎，即可听见复位的"咔咔"声，表示矫正成功（图②）。

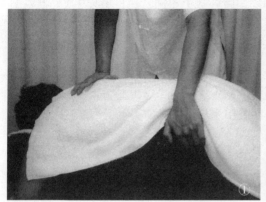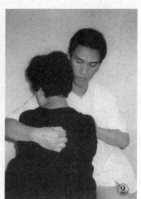

自疗法：常吃紫菜等药食

饮食加药物有助于预防脂肪瘤恶化。依个人经验，下列药食可以试用：

人参

人参被人们誉为"中药之王"，不仅可以降低不良细胞的恶化、增殖速度，使其变形能力下降，从而有效阻止脂肪瘤恶变，还可以促进体脂肪合成，抑制脂肪分解，防止脂肪代谢异常。因此，轻微的脂肪瘤患者可以人参泡茶或炖人参汤服用。

紫菜

紫菜有活血化瘀、融解油脂、软坚散结的作用，对于防治甲状腺肿大、淋巴结结核及各种坚硬的肿块都有很好的效用。

外敷山药与蓖麻子仁

民俗偏方中较有口碑的方法是：将新鲜山药和脱皮的蓖麻子仁洗净后一同捣碎，调和均匀后外敷于患部，每日更换2次。此法具有化瘀散块的功能。

其他

除了以上三种方法之外，平日可多食海带、昆布、龙须菜等富含碘的食物，但必须长期服用才易见效。

秃头：从避免气血亏损做起

用"十秃九富"来形容秃头多少带有些安慰的意味，对大多数人来说，最好还是不要变成秃头。

秃头的原因大约有五种

营养失调

由于偏食导致某些有助于头发生长的微量元素摄取不足，因而容易掉头发，久而久之就会形成秃头。有人认为幼年时大量食用可乐等高热量食物，可能是现代人形成秃头的因素之一。

科学家研究发现，微量元素在人体中扮演着非常重要的角色，虽然它们在人体中的含量很少（所以才叫做微量元素），但对保持身体健康起着极为重要的作用。以头发为例，长期缺铁不但可导致贫血，还可使头发变得枯黄甚至脱落；长期缺碘的人一头乌黑柔美的秀发可能转为深灰色，看起来就像50多岁的人；长期缺乏钙、镁、锌，同样容易使头发生长迟滞或脱落；如果缺乏铜或钴，则头发可能变成黄色或灰白色。

环境因素或气候变化

长期曝晒于阳光下，易使头发变得焦黄、干硬、无光泽，且比较容易脱落；而长期在寒风或低温下工作，可导致毛发干燥和大量掉落，如果是敏感体质或加上其他诱因（例如服用某些药物），情况就会更加严重。

肾气亏损

通常体力的下降与肾气亏损有关。《素问》中说："肾之精华在发，血之荣以发，盖发者，血之余……肾盛则发长，肾衰则发堕，脑减则发素也。其或年少而发白，年少而发黑者，赋禀不同也。"也就是说，头发的荣枯与肾气、血液是否充盈有关，如果气血衰弱，不能荣润身体末梢的头发，就容易使头发变得枯黄或泛白；至于少年白发，主要与先天禀赋有关。

传统医学典籍在这一方面有很深入的描述，例如"经血气盛，则美而长，气多血少，则美而短，气少血多，则少而恶，气血俱少，则其处不生。气血俱热，则黄而赤，气血俱衰则白而落"。《黄帝内经》中也提到："发为血之余，血盛则荣于发，故须发美；若血气衰弱，经脉虚竭，不能荣润，故须发脱落。"说明头发多不多、美不美、是否乌黑，与气血的消长关系密切。而气血充足之道又有赖于脾的运化功能，只有消化、吸收、输布水谷精微，生成气血津液的功能良好，营养的吸收才能均衡，肌肤才能健美红润，头发才能乌黑稳固，不容易脱落。

遗传

父母、长辈中有秃头者，则自己步上秃头后尘的概率也会大大提高，这是遗传的宿命，但如果在后天注重保养，就能改善或延缓秃头出现的时间，虽然改善的程度相当有限。

压力与药物

压力过大容易导致脱发已经是不争的事实，但压力所引起的脱发多属于斑秃（头发一片片掉下，秃发区如钱币大小），若压力得以减轻或解除，脱发的现象也会好转。

药物引起的脱发也是如此，尤其是富含雄激素的药物最容易引起雄性秃，只要改变药物性质或停止服用，脱发现象也会缓解。

整复手法：颈椎、腰椎都要注意

若说秃头可以用整脊来加以治疗，或许很多人都会嗤之以鼻："头发长不长得出来跟脊椎有什么关系！"事实上两者是有关系的。我们从中医的经络学说可知，人体经络中的督脉和膀胱经都经过头部，并且与头发的荣枯有关，如果能调整歪斜或变位的颈椎，使其邻近的经络保持顺畅，血液上行无阻，头部的气血自然就会充沛，毛发的生长也会繁密起来。与脱发关系最为密切的应属第1颈椎，其整复方法如下：

1. 令患者平躺，两手自然平放。整脊师站立于其头部上方，以食指和中指触摸其后颈项处，检查棘突的位置是否正常。

2. 整脊师用掌根在患者的第1颈椎附近以画圆的方式按摩、推按约15分钟，再将两手放在患者的左右脸颊上，使其两耳正好位于中指和无名指之间（图①），同时将患

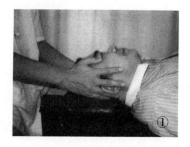

①

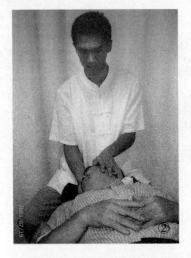

②

者的头部向左侧推移，推至觉得有点卡住时，瞬间稍微用力推转，即可使第1颈椎复原；然后用相同的手法将患者的头部向右侧推移（图②）。此法的主要目的在于加大上下颈椎之间的间隙，以防止阻塞。

3. 加强腰椎的活络性。首先详细检查第1~5腰椎有无移位，再按压腰椎棘突，看看有无受限。秃头者通常可以在第4腰椎附近摸到异常，因此整复时可以用掌根直接向腰椎处施压，即右手按压棘突连接处，左手助压，来回3~5次即可加大椎体间的间隙，有助于促进循环，改善症状。

自疗法：注意饮食，常梳头

虽然说秃头的治疗效果比较有限，但只要选对方法，就可减缓脱发的程度。

常吃防止脱发的食物

含维生素B_{12}的食物有助于防止脱发，而维生素E、维生素C、维生素B_1、维生素B_2、铁及酶则可促进头部的血液循环。食物中的海带、红豆、豌豆、蚕豆、麻油、胚芽、黄绿色蔬菜、蒜头、香菇、芹菜、木耳、鸡蛋等能补充必要的营养，使头皮得到充盈的血液滋养，头发自然会茂密而有光泽。

常梳头有助于促进头皮的血液循环

可利用简单的体操、气功和按摩促进头皮的血液循环，使头发生长、变黑。依据前人的经验，最有效的方法是梳头功：每日晨起或睡前先正坐，全身放松，意守丹田片刻，以引气上行至两鬓，使气血充满头部。然后用两手搓头部21次，令头部产生热感，再用梳子梳头108次，可预防脱发、秃头。也有人主张每天最好梳头1000次，但我认为只要梳81次即可，顶多108次即已足够。梳头时原则上应由前额发际梳向后头骨，也可以直接用手指梳，能起到按摩头皮的作用。

多汗症：出汗太多，尴尬不断

天气炎热时，人体最直接的反应就是出汗量增加，说明身体以排汗来散热。但有些人特别会流汗，稍微动一下便汗如雨下，由于流汗太多、口渴而大量补充水分，但过多的水分又促使汗水排得更凶，形成恶性循环，造成生活上的困扰与不便。比如学生考试时常因手汗而弄湿整张考卷，让字迹变得模糊不清；腋下汗腺过于发达的话容易滋生细菌、产生异味，成为狐臭的原因之一。在社交场合中，手汗过多往往让人不敢随便与人握手，怕被误会上完厕所、洗手后没有擦干，有时甚至被误认为有什么不干净的毛病。

但容易流汗并不一定代表有手汗症，也可能是多汗症引起的。手汗症多指手部特别容易出汗，而且在生活上造成了困扰；而多汗症泛指身体各处都容易出汗，特别是因流汗过多而导致虚胖、易倦、肠胃不适、嗜睡等情形，此时就应该去看医生了。

手术后变成别处多汗

我们知道流汗与炎热有关，尤其是夏天食用又烫又辣、多水分的食物以后，常常会汗如雨下；有时因生病发热或服用了某些清热解表药物后也会流较多的汗。不过严重的多汗症或手汗症大部分都由遗传所致，没有选择的余地，唯一能做的只有慎选食物，少吃辛辣食物，穿着尽量宽松舒适，加上作息规律而正常，以将出汗的困扰降到最低限度。随着现代医学科技的进步，有些严重的手汗症可由手术解决，或者利用整脊的手法使人体的气血保持通畅，促进体液循环与正常排泄，也许可以减轻多汗症患者的烦恼。

值得一提的是，外科手术虽然可以治愈一部分多汗症，但也会产生后遗症。实际病例显示，手术切除部分汗腺之后，手掌的出汗量虽然减少了，但身体其他地方（例如臀部或下半身）的出汗量则大为增加。可见，多汗症的根本原因可能是身体的排汗功能特别发达，并不是一种大毛病。

时常大量出汗的人要特别注意，这可能是身体功能下降的表现之一。中医认为肺主皮毛，亦可通调水道，主行水，通指疏通，调指调节，水道指的是水液运行和排泄的道路，所以说流汗这种皮毛之事是由肺功能管辖的。而肺主宣发，可以将吸收进来的和体内产生的津液、水谷精微宣发至全身各处。其他如皮毛的开合、汗液的排泄与调节，也都归肺管辖。所以必须强化肺部功能，促进水液代谢，才能够减少汗液的排出量。

不过，诚如前面所说，多汗症的主因是体内有多余的水分，所以必须排泄出去，如果故意以外力破坏机体通调水道的功能，水液就会在体内停聚而生痰、成饮，甚至泛为肿胀等病变，这也是必须考虑的。

整复手法：以手刀及掌根推骶骨

人体的排汗功能主要由第5腰椎及第11胸椎附近的脾俞穴管辖。第5腰椎就在脊椎尾端，而脾俞穴属于膀胱经，两者均可主导体内湿气和水分的调节，因此在这两个地方进行整脊，有助于促进气血流通与水分的蒸发，减轻大量排汗的困扰。

1. 令患者俯卧，整脊师按摩其手臂与背部15分钟。然后令患者伸直右臂，整脊师以右手拉住其手肘内侧，左手按压其右髋骨处上方的突起处，成弓箭步站立，接着右手拉，左手推，使患者的背大肌充分放松。

2. 令患者往后屈起小腿，整脊师左手握住其脚踝，右手抓住其足尖，各做6次顺、逆时针方向的转动，一只脚做完后换另一只脚，以充分放松患者的背肌。（图①）。

3. 仔细观察患者两侧的臀部是否高低一致，若不一致，则令患者屈起较低一侧的小腿，整脊师以右手手刀及掌根抵住其骶骨（臀部高起处），再用左手握住右手腕，以旋转顿力向下方的骶骨处推去，最后以手掌压于胸椎处，向脊椎中心点推3下即完成矫正（图②）。

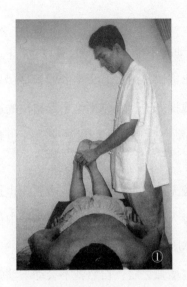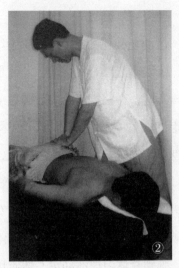

自疗法：常饮黄芪当归汤及西瓜汁

常吃西瓜能止汗

虽然喝水会增加排汗量，但为了补充水分，可饮用清凉、退火、止渴的西瓜汁，少吃辛辣刺激物。西瓜以红肉品种较佳，除了吃瓜肉外，最好能同时啃食底部的白肉部分，这一处最能止渴、止汗，中医称其为"天生的白虎汤"，对于容易盗汗、自汗的人特别有效。

用黄芪当归汤强化皮肤的反应能力

可至中药房购买当归和黄芪加水煎服，因为黄芪补气，当归补血，气行则血至，气血并行抵抗力自然而然就会增强，免疫力也会提高。因此经常饮用黄芪当归汤有助于增强皮肤对周围环境与温度变化的反应能力。

坚持有氧运动

运动能强化心肺功能，但运动时不能太过激烈，以免流汗过多，所以应选择有氧运动，以散步或快走最佳。快走的要领是尽量放松心情，在空气清新的公园里或操场上，以比平常走路略快的速度走30分钟。切忌从事竞争性运动，否则越比赛越紧张，汗也越流越多，失去了运动止汗的用意。

如果觉得每天不停地走路比较无聊，那么练瑜伽或者游泳也是不错的选择。练瑜伽时必须要有专人指导，游泳则是所有运动中伤害最低的，对于肺活量的增加和体质的改善都有实质性的帮助。

等到身体习惯活动量，体质也增强之后，自然就不会动不动就汗如雨下了。

荨麻疹：奇痒难耐的过敏反应

我们生活的环境充满微生物、灰尘等过敏原，如果本身就是过敏体质，就会引起过敏反应，出现荨麻疹、咳嗽、哮喘、过敏性鼻炎等病症。在过敏反应中，最令人感到烦躁、痛苦的大概要属荨麻疹了，又称为异位性皮炎。

诱发异位性皮炎的原因很多，遗传当然是主要原因之一，其他如空气污染、饮食不当等也都是可能的诱发因素。有人从进化的观点来探讨过敏问题，认为人的外表原本与动物一样，也覆盖着厚厚的毛发，但在进化过程中大部分毛发都退化了，少了这一层保护，皮肤直接面对外界环境的冲击就会变得脆弱，容易发生过敏。过敏反应的过敏原因人而异，有些人对阳光过敏（如红斑狼疮患者一晒太阳就会起风疹块），有些人对潮湿的天气与冷空气过敏，也有的人对花粉过敏（以打喷嚏、流鼻水为主要症状），还有很多人对食物（如虾、蟹、草莓等）过敏。荨麻疹初起时，眼角、手肘和腘窝处会出现一点一点的红疹，之后则连成一大片，奇痒难耐，有些孩子因为奇痒往往抓得皮破血流，家长看得极为心疼。

由于异位性皮炎好发于手肘和腘窝处，再加上中医认为其由风邪引起，所以将其称为四弯风。此外，传统医学认为肺主皮毛，即肺部掌管人体的皮肤、毛发之荣枯，所以皮毛问题应从调整肺部功能着手，只要对症下药，就可以得到有效的治疗。

整复手法：以调整第9胸椎棘突为主

在脊椎神经学中，第9胸椎含有控制过敏的神经丛，在定位寻找时，一般以两肩胛骨下缘的连线与脊椎交叉点为第7胸椎，往下触摸两节棘突即第9胸椎。确定位置后即可开始矫正：

1. 令患者俯卧，以毛巾热敷或按摩脊椎及其附近的肌肉15分钟，确实做好放松动作，以免突然施力时引起不必要的伤害，或引起患者的惊恐、肌肉收缩而造成整脊困难。

2. 令患者坐于床沿，双手交叉环抱手臂，并在背部第9胸椎处垫一条毛巾。整脊师站立于治疗床上，用两手抓住患者的手臂，两膝则抵住毛巾。然后令患者先吸气再呼气，在其呼气时两手同时向后拉，两膝则往前顶住其棘突两侧，轻轻使用顿力即可听见"啪"的骨头归位声。

自疗法：注意饮食与保暖

荨麻疹的自疗与保健之道同过敏性鼻炎与哮喘，最重要的还是了解自己的过敏原，以尽量避开，但也不要完全禁绝（比如对虾过敏者偶尔仍可吃虾，只是不要过量而已）。另外还要注意环境因素与气候的变化，随时增添衣物，避免诱发感冒或加重症状。

记忆力减退：可能与第1颈椎有关

人体的功能会随着年龄的增长渐渐退化，脑部的运作也不例外。现代人除了要消化信息爆炸时代五花八门的知识外，还要应对来自于工作、经济、升学等方面的压力，使得脑部的负荷量增大，当好几件事情要同时处理时，常常手忙脚乱或忘东忘西，许多人因而无奈地自嘲患了老年痴呆症。

有些年轻人为了追求刺激或逃避压力，滥用兴奋剂、迷幻药等物品，也会影响到记忆力。此外，妇女在怀孕期间，由于脑中一部分二十二碳六烯酸（DHA）被胎儿吸收，如果没有及时补充，生产过后也可能发生记忆力减退。

第1颈椎与记忆力有关

明代著名医家李时珍在《本草纲目》中说"脑为元神之府"，认为脑部是思考、活力与记忆的大本营；清朝汪昂在《本草备要》中也说"人之记性，皆在脑"，一旦发生脑力衰退，记忆力也会减退，连带造成精神委靡、耳鸣、目眩等症状。所以说，要增强记忆力就要从健脑开始。

以脊椎神经学而言，记忆力与脊椎有关，尤其是第1颈椎。从解剖学上来看，脊椎连接、支撑着脑部，脊椎的两旁充满神经（或中医所认为的气血循环系统），一旦颈椎受到压迫，输送血液的通道就会受阻，脑内的血液循环就会发生障碍，从而出现失忆、癫痫、帕金森综合征等，随着年龄的增加，记忆力变差的情况可能更加严重。

整复手法：参考脊椎侧弯

先检查患者的第1颈椎有无歪斜或异常，再以一手顶住患处，略施巧力使其复原。只要通往脑部的气血屏障保持畅通，大脑就可以得到需要的养分，从而降低记忆力衰退的程度。整复手法可参考脊椎侧弯中的内容。

自疗法：吃固肾补脑食物

固肾能增强记忆力

中医认为记忆力与肾的功能有关，所以增强记忆力之道莫过于补肾，其中最简单的方法就是以形补形，以脑补脑，例如偶尔炖食猪脑药膳，可延缓智力退化的速度。

如果睡眠及记忆力都有明显的问题，可以利用药膳来进行保养。药食本同宗，利用自然界的药材，配合一般食材共同烹煮，以药量的多寡略作分别，少者为膳，多者为药。还可以用以形补形、以脑补脑的方法，即在猪脑中加少许酸枣仁、远志、益智仁、冬虫夏草等，加水淹盖食材后，放入电锅中炖煮至熟，每周服用1次，连续服用5周，对于用脑过度者有一定的帮助，对于老年人及注意力不集中的人也有温和的滋补作用。

常吃含氧量丰富的食物

平日饮食以清淡为主，常吃含氧量丰富的新鲜蔬果，避免饮酒及食用刺激性大的食物，太寒太燥的食物也不适宜食用。

运动是最好的健脑方法

养成运动的习惯可以促进经络（神经、内分泌与血液）传导顺畅，使大脑获得充足的补养而不容易退化。

常吃富含氨基丁酸的食物

研究发现，富含氨基丁酸的食物有助于清除脑中的噪声，使人思路清晰，记忆力更佳。代表性的食物有佳叶龙茶、桑叶、甲鱼等。

下半身
相关疾病

第四篇

痛经：难以言说的女性苦痛

随月经而来的腹胀、疼痛往往让女性感到困扰。为什么会有痛经呢？分析起来大致有以下原因：

饮食因素

现在很多人三餐都在外面吃，除了营养不均衡外，还可能吃到味精等调味料、添加物，甚至从蔬果中吃到残留的农药；很多上班族和学生还特别喜欢吃冰淇淋，这些都可能使月经排出不畅，引起疼痛。

运动量不足

有的女性本来就较少运动，加上长时间坐着工作或上课，使得运动量更显不足，新陈代谢也相对较差。所以老一辈人往往要求孕妇经常走动，这样生孩子时才能生得比较快。

器质性因素

例如子宫内膜异位症患者常要忍受痛经之苦；其他如子宫肌瘤、囊肿或内脏疾病，也都可能相互影响，引起痛经。

在我的诊所里，曾有一位女士因为经常感到胀气和小腹疼痛前来试用整脊治疗。她说她4年前产下一女，此后就一直没有怀孕，夫妇俩急得不得了。我一触摸她的脊椎，就发现她第1～4腰椎有严重侧弯，细问之下才知道，原来生第一胎坐月子时因为排斥吃麻油鸡、生化汤等调养品，而且习惯于歪着身体、抱着孩子侧躺于床上，一段时间下来就造成了严重的腰椎侧弯，影响到全身的正常功能，特别是生育能力，因此建议她进行整脊。

整复手法：多有髋骨倾斜、偏位现象

1. 在整脊前令患者仰卧，以热敷或按摩的方法放松其颈椎两侧的肌肉，并做按压、旋转按揉15分钟。因为只有放松了颈项肌肉后，其他整脊动作才可顺利进行，而且放松颈部肌肉也有助于安定患者的情绪。

2. 令患者俯卧，两手自然摆放，身体放轻松。整脊师一一触摸其第1～4腰椎的棘突，查看有无受阻或变位。以上述患者的情况而言，主要是第1、2腰椎侧弯，牵连到第3、4腰椎，使后者也出现变位。

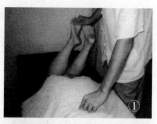

3. 确认矫正位置之后，令患者将小腿向上屈起，整脊师以右手抓住其两脚尖左右稍微摇晃（图①），询问其是否有酸痛不适，再以蒸气温热或热敷的方法舒缓其腰椎附近紧张的肌肉。

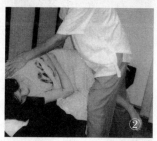

4. 检查患者的骨盆及两侧髋骨是否对称。以上述患者的情况而言，主要是左侧的髋骨倾斜、偏高，右侧则

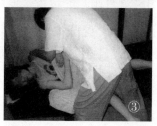

偏低，显然系上方变位。因此令患者向右侧躺，面向整脊师，右脚贴于床缘，左脚则伸出床外自然下垂。整脊师以右手按压患者的左侧髋骨并抵住，左手则平按其左肩，同时将其伸在床外的脚尖置于自己的两腿中间固定，此时患者的左脚与脊柱应成115°角。整脊师两手同时按压，以瞬间的力量进行矫正复位（图②、图③）。

自疗法：泡澡时按摩小腹

痛经已成为多数女性的困扰，但因每个人的体质、生活习惯不同，所感受到的疼痛程度也不一样。一般来说，常运动的女性疼痛时间较短，而久站、久坐的女性疼痛的概率较大，所以要经常走动或保持运动习惯。

饮食也十分重要，在生理期间尽量不吃冷饮、冰镇食物。

有泡澡习惯者，在预计月经来潮的前几天可进行泡澡，来潮之后则以淋浴为主。泡澡时可顺便按摩小腹，顺、逆时针方向各按摩36次，如果感觉有痛或微胀的地方，可以多按压几次，不过力量不要过猛。沐浴完毕后两手叉腰左右转体36次，接着做深呼吸运动，以调和、放松肌肉，方法为：站立或平躺，慢慢吸气到脐下3寸（丹田）的位置，停留3秒钟后再慢慢呼出，呼、吸的时间最好相等。这些柔和的运动都有助于活跃子宫的功能，减轻痛经之苦。

盆腔炎：与欲求不满无关

有些人一听说盆腔炎，就立刻出现异样的眼光，怕人家以为是纵欲过度、欲求不满导致，或担心被误认为是性工作者。事实上性行为只是盆腔炎的诱因之一，其主要的病因是细菌感染，只有当性行为时动作过于激烈、经期子宫腔比较脆弱，再遭到细菌感染才可能引起盆腔炎。

但从脊椎医学或整脊师的立场来看，盆腔炎患者大多体质较弱，易受感染，而且多有第1、2腰椎稍微歪斜，压迫到经络系统，从而导致血液循环不良、免疫力降低。因此只要调整腰椎，使之趋于正常，并辅以自然疗法，很快就可以改善症状。

整复手法：调整第1、2腰椎

1. 首先令患者俯卧，检查其腰椎是否在正常位置。两骨盆上方髂骨连线的中点为第4腰椎，向上按压一节棘突分别为第3、2、1腰椎。整脊师可用手指在腰椎棘突高点轻轻摇动，看看患者是否有感觉受限。接着按压椎体附近的肌肉，找出压痛点。此即中医"以痛为俞"的指导原则，痛点就是需要治疗的部位。

2. 对于第1、2腰椎下陷的患者，可施以推挤法和夹脊法矫正。

（1）推挤法的主要目的是将下陷的脊椎复原。施行时，整脊师

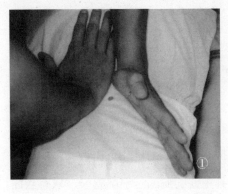

站于患者右侧，以右掌根压抵第12胸椎（即腰椎和胸椎连接处），左掌侧面则压置于第3腰椎，两手同时向内推挤，运用两侧脊椎互相顶推的原理，将下陷的部位顶起来（图①）。

（2）夹脊法是指用手指夹住患者第1、2腰椎棘突旁的皮肤并上提，在瞬间可听到复位的"咔"声，表示整脊成功。调整完毕后还必须追踪治疗2周，方可痊愈。

自疗法：性行为不要太激烈

注意保持清洁

注意清洁是避免感染的最好方法，除了身体本身的清洁以外，贴身衣物也要经常更换、清洗。下半身的衣裤要选择透气性良好的棉麻制品，以免细菌在温湿的环境中繁殖、滋长。

性生活不要太频繁或太激烈

怪异的姿势与方法尤其容易受伤，从而引起感染，因此应尽量避免。另外，事前事后都要记得清洗，将感染的概率降至最低。

适度服用中药与药膳

最好的保健方法就是保持饮食均衡，有时也可针对需要加上一些补益中药进行调理，例如，经常感到手脚冰冷、阴道分泌物较多时，可服几帖四物汤；腰部常感酸重者再加少许杜仲、枸杞子，伴有胀气或水肿者则加茯苓、鸡内金及红枣；若白带比较多，可加入白果、地榆、艾草，以温暖子宫。燥热体质者（易口干舌燥、分泌赤带及便秘）在服用四物汤时当归宜减量，并且把熟地黄改为生地黄，每个月经期结束后服用三五剂，可改善恼人的分泌物，调整虚弱体质，还可预防更年期的提早到来。

预防尿路感染

有些女性经常憋尿又不敢喝水，有时可能会造成逆行性感染，所以要多喝水、常排尿。

运动至流汗的程度

运动可以增强免疫力，但一定要达到流汗的程度才有效。流汗后记得补充水分，再洗个淋浴，以确保健康。

频尿、漏尿：以气虚为主因

对于有频尿、漏尿困扰的人来说，很普通的外出逛街都是一种苦差事，不到不得已绝不愿出门。频尿，顾名思义就是时常有尿意，想上厕所，虽然每次只排出一点点，但常会尿急，不上厕所会感觉非常难受；而漏尿，则是尿液会不由自主地流出体外。

可先以理气药缓解

看起来，频尿者的困扰好像比漏尿者少，其实不然，漏尿者有时还可以利用成人纸尿裤或漏尿专用护垫应急，而频尿者往往还没有到达目的地就急着找厕所，半夜里也常因频频上厕所而影响睡眠质量，长期下来更有碍身体健康。

不管是频尿还是漏尿，原因都相当复杂，但主要都与气虚有关。传统医学认为，肾主水液，主要功能在于蒸腾气化，也就是负责体内津液、水液的输布和排泄，将吸收得来的水分与营养素经过过滤、消毒、代谢之后，将有用的部分重新吸收，输送到全身以供身体所需，其余暂时不用的部分则化为汗液、尿液和气排出体外。如果肾的气化功能失常，气不化水，尿液的生成和排泄就会乱了章法，因而出现小便清长、尿量增多，或尿虽不多却急如星火等现象。

不管是频尿还是漏尿，都必须服用补气药物以缓解症状，再找出原因进行对因治疗。如果是器质性因素引起的漏尿，还可以用手术缩小尿道口。除了这两种方法外，脊椎矫正也提供了额外的选择，除了可以调整功能失常的膀胱反射区外，还可积极而安全地恢复排尿功能。一旦脊椎偏斜得以矫正，腰椎的力量也会明显增强。

整复手法：矫正可能偏移的第4腰椎

传统医学认为肝主筋，肾主骨，所以膀胱、尿道口的收缩作用与肝肾功能有关（膀胱与尿道均为肌肉组织，属筋；而脊椎两侧都有丰富的血管和神经，属骨），两者都和腰椎的位置有关。如果第4腰椎偏移，不仅容易导致频尿，而且也会影响男性的前列腺和性功能，若给予适度整复，频尿与性功能亦可获得一定程度的改善。

1. 首先令患者俯卧，测量两腿的长度，确认有无长短不一。接着检查髋骨有无歪斜，有肾病症状者右髋骨通常会向上倾斜，以致脊椎被牵动而发生侧弯，患者常有频尿、腰酸等症状。

2. 右髋骨倾斜时令患者向左侧卧（左肩在下），整脊师以右手抵住其右肩，左手按压其髋骨高点，使用脊椎矫正中的斜扳法，左右手交叉，以瞬间的力量进行复位。左髋骨倾斜时手法相同，方向相反。

3. 如果是女性患者，整脊后还要比较两踝的高点是否对称，如果对称，表示复位成功。另外要注意患者的骶骨处是否平整，如有歪斜会影响尿道的收缩能力。矫治时，整脊师两手相叠，平压于骶骨关节接合处，直到平整为止。

自疗法：提肛训练与蛙人操

女性最容易发生频尿、漏尿，尤其是绝经后的女性，因此防治之道要从自我训练做起。

保持运动习惯

常做下半身运动，如果没有固定的时间做运动，那就充分利用买菜或上下班的时间。短距离的话可以安步当车，比较远的话可以提早一两站下车，找机会走路，若体力允许，能够快走则更佳。平时则坚持"能站就不坐，能坐就不卧"的原则，当然，严重静脉曲张患者除外。

提肛训练

提肛训练又称凯格尔运动，方法是有意识地收缩肛门和阴道，以训练盆底肌肉的支撑力。本法不用任何辅助器具，随时随地（如等车、看电视时）都可以练习，对于膀胱无力所引起的漏尿症状颇有改善之效，在增加闺房乐趣方面也深受好评。

蛙人操

此操在家里也可以做，方法是：

1. 仰卧在床上，两手向外张开45°，手心向下贴着床铺。两脚掌踩于床板，两膝打开与肩膀同宽，呈预备式（图①）。

2. 以鼻吸气，吸至丹田后停顿3秒，然后以手掌、脚掌支撑，慢慢地抬起臀部和腹部，直到膝盖与颈部呈一直线为止（图②）。

保持此动作3～5秒后慢慢进行闭气、缩臀、夹肛，以增强体力，但必须视个人的具体情况而定。

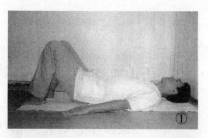

3. 动作完毕之后轻轻放下臀部，全身放松，恢复平躺姿势。早晚各做30～50次。

忌食生冷之物

饮食方面切忌生冷之物，也不要常吃海鲜，因为生冷易致脾胃气下陷，影响下焦的升

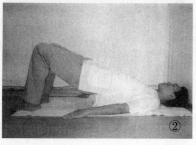

提与收缩能力。建议尽量多摄取高蛋白食物，如坚果类就是不错的选择。中药可常服四神汤温补，以恢复元气。

不孕症：家庭纠纷导火线，原因五花八门

不孕的原因五花八门，一般认为喜欢吃生冷食物、缺乏运动或长期久坐者较容易成为不孕族的一员，其他如体内有精子抗体、输卵管阻塞、不排卵、子宫内膜异位症等也都是不孕的原因。

中医认为不孕与体质有关，尤其是冲任不固、胞宫虚寒、经来腹痛者，多属于不孕的高危险群。以经络的循行路线而言，膀胱经从背胛循脊椎中心线旁开1.5寸及3寸处下行，至第1～5腰椎处交会，因此调整第1～5腰椎有助于增强膀胱经的功能，解决不孕问题。日本整脊医学界的少数整脊师甚至认为，只要整复异常的第2腰椎，自然就可以解决不孕问题。其实没有那么简单，整复范围一定要涵盖第1～5腰椎，而且矫正后还要加上中药调理才易见效。

根据整脊神经学的理论，调整第1～5腰椎可促进膀胱经畅通，连带解除输卵管和子宫因受到压迫而不通的魔咒，恢复正常的生殖功能，使患者的体质不再虚冷，受精卵便能在安全舒适的环境下成长发育。

整复手法：检查腰椎棘突有无脱位

整脊师在开始矫正之前必须先了解患者的饮食习惯、工作性质，必要时还要了解有无家族史或相关的遗传疾病，等全面了解之

后，再针对第1～5腰椎进行触诊。依据经验，不孕症患者通常有第2腰椎倾斜（偏左或偏右）现象，少数人则表现为下陷、侧弯。调整方法如下：

1. 令患者俯卧，整脊师站于其左侧，以手触摸其第1～5腰椎棘突，以确认是哪一节脱位。

2. 令患者分别抬起两腿，比较两腿的长度。如果左腿较长，则在施行肌肉松弛法之后令其向右侧卧（右肩在下）。整脊师以左手抵住其左肩，右手扶压其左髋骨上方，两手瞬间使用顿力（右手扶住，左手往前推），即可将歪斜的第2腰椎整复（图①、图②）。

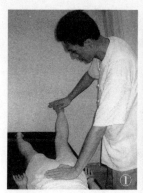
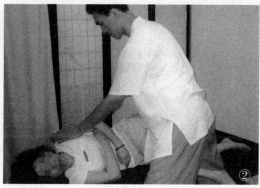

3. 矫正2周之后，再以补血补气法调养身体：取当归2片、黄芪30g、枸杞子15g，以滚水冲泡当茶饮用。或服用四物汤、八珍汤，但最好请中医师依体质加减。依我的经验，整脊之后2个月方可开始受孕计划，成功率相当高，胎儿也会很健康。

自疗法：按摩穴位强化肾气

忌食生冷

一个人的体质与其平时的饮食和调养有关，对不孕症患者而言，一定要特别注意饮食宜忌，尤其是月经来潮前后应绝对禁食生冷之物，以免日后出现腹部冷痛症状。为了温补胞宫，可于月经结束后适度炖服四物汤加减方，特殊体质者（敏感或燥热）最好请中医师调整处方。

忌久坐或久站

久坐、久站或久卧对身体都有不良影响，容易造成气血停滞（血液循环不良），引起内分泌失调，因此每工作一段时间就要起来活动一下筋骨。

按摩穴位强化肾气

手足时常感到冰冷的女性可以在洗澡后利用手掌的温度按摩三阴交穴（位于脚踝内侧上方3寸处），方法为：来回轻推三阴交穴36下。再沿着小腿内侧往上，以画圆圈的方式按摩至大腿内侧。此法可以促进脾肾二经通畅，同时强化肾气，有助于受孕。

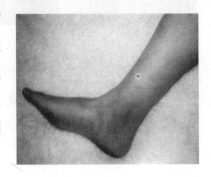

习惯性流产：由肾气不足、固摄无力所致

常听到有人抱怨老天不公平，甚至有点捉弄人：有人偷尝禁果偶尔约会一次，最怕怀孕却往往立刻中奖，而且不管跳绳、跑步还是乱吃东西、捶打肚子，胚胎照样待在子宫里稳如泰山；而有人一直想生孩子却偏偏患上了不孕症，或者好不容易怀上了却流产了，尤其是习惯性流产患者，不管多么小心翼翼，吃多少安胎药，好像喘了一口大气就又流掉了。

中医认为流产由肾气不足、固摄无力所致。这类女性通常素体本虚（本身体质太差），加上偏食，喜冷饮和冰品，又不喜欢运动，因此导致肾气不足，难以留住胎儿。治疗宜从补虚、补肾、补脾着手，多管齐下，先强化体质，再服用十三味安胎饮，才有事半功倍之效。

调整部位应根据生产史来定

就整脊而言，必须将习惯性流产分成两个阶段来讨论。尚未怀孕者要特别注意第1～4腰椎，因为子宫是孕育胎儿的温床，一旦怀孕，肚子越大，孕妇的负担也越重大，胎儿的体重加上母体的负担，通通要靠腰椎来支撑，所以要趁尚未怀孕前将轻微歪斜的脊椎矫正过来，让子宫、卵巢都有充足的气血供应。也就是说，要在孕

前先盖好一座稳固的堡垒，怀孕后胎儿在里面就可以安心长大，不用担心环境太差留不住。但请注意，严重的心脏病、糖尿病患者不能随便整脊，以免发生意外。

对于准备怀孕者，尤其是曾经流产但希望尽快怀孕者，首先应检查腰椎有无歪斜，如果第2腰椎有歪斜，应尽快矫正，之后再以药膳补养。

如果已经怀孕，当然不可再用整脊法，必须使用较温和的气功矫正方法，即融合气功的吐纳技新及肢体抵抗法，以达到安胎的目的。如果体质许可，还可以加上轻柔的按摩手法以加强效果。

整复手法：怀孕前后位置相同，手法不同

准备怀孕者

令患者向左侧卧，左手在下，右手在上。整脊师用手确认其第2腰椎的位置，右膝稍微屈曲固定，然后左手压住患者的髋骨高点，右手按压其右肩，两手交叉使用顿力即能完成整复。

已经怀孕者

令孕妇平躺，面部朝上，两膝屈曲。整脊师先检查孕妇腰椎可活动的角度，并嘱其屈曲45°，如果没有酸痛感，再将角度放大至接近90°。接着左右摇摆患者的膝盖部位，如果腰部出现酸痛感，其痛点就是腰椎变位处（图①）。然后再测量孕妇两膝盖往两侧倒的角度，以角度大者为矫正方向。

令孕妇吸气后再呼气，臀部稍微往上抬高，两膝盖同时向一

边倒去。整脊师以手掌抵住腰椎变位处，停顿3秒之后忽然放松，使其产生扭动腰椎的力量，达到自然矫正的效果，重复上述动作3～5次。此为顺势疗法中的一种。

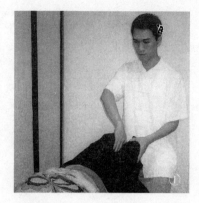

自疗法：临盆前2个月服用安胎饮

要判断胎儿正常与否，可以阵痛时间为依据。女性怀孕期间偶尔会有不正常的子宫收缩，尤其在怀孕六七个月时更为频繁。如果发现子宫收缩的时间太久或频率太高，就必须立刻就医，利用仪器监听腹中胎儿的心跳声，因为这个现象有可能是胎儿受到子宫压迫的信号。

上述情形时常出现者最好避免过度走动，尽量卧床休息，以防止子宫下垂，保护胎儿安全。

临盆前2个月须服用安胎药，即使没有子宫频繁收缩现象，只要觉得不适，经过检查认为有疑虑者，最好服一点医师所开的安胎药，以保足月顺利生产。怀孕期间时常出现异常分泌物或血迹者，可以猪排骨或尾骨炖杜仲服用之，脾胃不佳者可加少许红枣，元气不足者再加适量黄芪，具有提气保胎的效用。

有研究报告指出，怀孕时的激素改变会影响孕妇的脑部组织，造成情绪不稳、思考能力与记忆力减退等现象，产后大约需要半年时间才会慢慢恢复。为了避免发生此类情况，可以提早补充卵磷脂，多吃豆浆、豆干、坚果类、深海鱼类，尤其是深海鱼中含有丰富的二十碳五烯酸（EPA）和二十二碳六烯酸（DHA），有助于提升脑力。

子宫脱垂：中医称为阴挺

　　女性因为工作需要而久坐或久站，除了容易引起腰酸背痛外，由于自然的生理机制及地心引力的关系，还很可能出现子宫脱垂。尤其是平时缺乏运动、肌肉松弛且支撑力不足的女性，若产后尚未完全复原就去提重物或过度用力，中年以后最容易诱发子宫脱垂。如果稍稍多爬一点楼梯就两腿无力，想要立刻找一个地方坐下来休息，那可能就是子宫脱垂高危人群了。

　　中医把子宫脱垂称为阴挺，认为主要由脾阳不足，不能将水谷精微输送给肌肉、四肢所致，患者除了有肢体上的无力感之外，还可能出现腹股沟两侧及外阴肿胀。若脾为湿困，则可见全身乏力且肢体困重；若气虚内陷，冲任不固，则好发为崩漏。脾虚还会引起中气下陷，脏腑维系无力，不能升举，因而导致子宫脱垂。另外一种情况是脾虚无力转化，不能升清化浊，表现为饮食突然减少，排便较软，多伴有泻下或脱肛。

　　治疗时，西医多从子宫本身来考量，一旦子宫脱垂严重到影响生活作息，就要手术切除子宫，或以提拉、悬吊的方式加以改善。不过子宫是女性的生殖器官之一，动不动就切除可影响女性的生理与心理健康，因此必须考虑患者的年龄与生育情形再作决定。如果子宫脱垂是体质虚寒引起的，即使解决了子宫本身的问题，其他器官也有可能下垂，例如脱肛、胃下垂等。再说，即使年纪较大，无需再生儿育女，但子宫仍有激素的调节功能，所以除非万不得已最好还是完整保留比较有利。

整复手法：调整第7胸椎

从整脊医学的角度来看，最根本的方法是改善患者的体质，只有这样才能避免症状反复出现。对子宫脱垂患者而言，关键是第7胸椎不正常，而且其他器官也可能有某种程度的下垂，所以必须先调整胸椎再辅以药膳食疗，即可一并解决内脏下垂及子宫脱垂的困扰。整复方法如下：

1. 找到第7胸椎的位置，即位于两肩胛底部连线与脊椎骨的交会点上。有子宫脱垂困扰者，往往可以在第7胸椎棘突两侧摸到明显的压痛点，进一步检视可以发现棘突的上下并未对直，左右有点歪斜。

2. 令患者坐直，两手交叉环抱上臂。整脊师用右手抓住其两手交叉处，左手直接在背后推压第7胸椎使其复位。检查时若发现患者的第7胸椎向右歪斜，则以右手控制，左手从右向左推压；若发现第7胸椎向左歪斜，则以左手控制，右手从左向右推压（图①、图②）。

3. 如果患者的第7胸椎不是左右移位，而是突起，则令患者仰卧，双手交叉环抱上臂。整脊师右手握拳，将患者的脊椎突出处扣于拳中，左手压住患者两手交叉处，然后运用身体加上左手的力量瞬间按压，即可完成矫正工作（图③）。矫正完毕之后，让患者静躺10分钟后再起身。

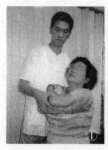 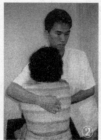 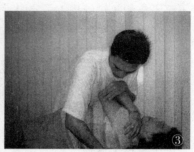

自疗法：小便中断法最有效

勤练小便中断法

子宫脱垂主要由生产时过度用力引起，整脊后，患者可以时常练习凯格尔运动，也就是小便中断法：排尿时两脚跟稍提起，尿到中途时故意收缩尿道括约肌中断小便，同时做提肛运动，约3秒钟后再将尿液排空。此法的重点不在尿道，而在阴道口，有意识地一收一放，可以训练括约肌的力量。最有效的方法是睡前平躺于床上，屈膝，脚掌平踏于床上，臀部微微抬高，采用腹部呼吸法，吸气时提肛，以能自己感受到阴部收紧为度，默数5秒钟后呼气，恢复平躺姿势，做到很累时再休息。此法不但能有效改善子宫脱垂，增加夫妻"性"福，而且能促进睡眠。

平躺蹬足强化子宫

平躺，两手自然放于身旁，吸气时将脚尖尽力往上勾，脚跟突出，稍微屈膝后再往下蹬，维持这个紧张的姿势10秒钟后再呼气，反复做10次。此法可刺激子宫与卵巢，并强化它们的功能，不至于年纪轻轻就患上子宫脱垂。

常食去湿食物

本病多因脾胃不佳，难以有效排除体内的湿气，以致身倦、乏力、体胖、中气下陷、器官松弛，因此饮食方面宜少吃生冷及海鲜，可常吃利湿的食物或药物，如薏苡仁、绿豆。

少食糖类食物

糖类食物易聚湿生痰，因此对巧克力、蛋糕、糖果等食物都应有所节制。

子宫肌瘤：妇科常见病，不用太担心

子宫肌瘤是常见的妇科疾病，包括水瘤、肉瘤，但以水瘤居多。顾名思义，子宫肌瘤是从子宫肌层长出来的瘤状物，一般没有症状，多在例行健康检查中发现。对于良性的子宫肌瘤，医师一般会建议女性暂时不要理它，经常做追踪检查即可；如果是已婚妇女，医师会鼓励其赶快怀孕，也许就可以自然消失只有当子宫肌瘤是造成不孕的主因或有恶变的可能时，才有手术切除的必要。

据统计，子宫肌瘤的恶变率为3‰～5‰。子宫肌瘤初期没有明显的症状，可能只有月经异常或腹部闷胀感，到后期才有出血、腹部压迫感或骶骨部位下垂感，经过切片检查证实有恶变时才需要手术切除。

中医认为子宫肌瘤由气滞血瘀造成，因此治疗重点在于活血化瘀，疏通气血。但从脊椎矫正角度来看，子宫肌瘤可能与第1～5腰椎（特别是第2～4腰椎）歪斜有关，先予以整脊再进行调理会有事半功倍的效果。

整复手法：可采用侧位矫正法

1. 首先检查第1～5腰椎的棘突有无歪斜、变位（图①）。以我的多年的经验，不孕女性多为第2～4腰椎出问题，因此时常感到腰部酸痛，月经延迟，结婚多年却很难怀孕生子。

2. 然后令患者俯卧，整脊师站于其身旁，以掌根从右向左地推其腰椎附近的肌肉大约15分钟，一边放松紧张的筋肉，一边推压棘突处（图②）。

3. 再令患者向左侧卧，左手在下，右手在上；整脊师站于其身旁，进行侧位矫正法（详细手法参见"脊柱侧弯的腰椎侧弯矫正法"）。

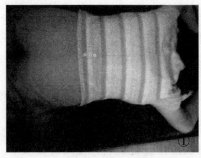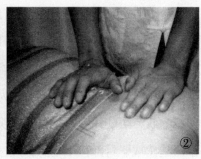

子宫肌瘤亦会造成女性不孕，而与生殖能力有关的部位为第2腰椎，如果治好肌瘤之后多年依然不孕，可试着调整第2腰椎，再加上药膳食疗，半年之内可望怀孕。

自疗法：按摩肚脐周围

按摩脐周防变大

就寝前，以两手食指、中指和无名指轮流按压肚脐周围的经络，有减缓和抑制子宫肌瘤变大的效果。

维持代谢正常

维持代谢正常也很重要。根据我的了解，很多妇科疾病和消化系统（尤其是胃肠）功能有关，与饮食也脱不了关系。比如应多食蔬菜、水果，足够的水分和纤维素可促进肠胃蠕动，有助于排便顺畅，这样毒素就不会积聚于体内，身体也不易老化，妇科病自然也会跟着减少。

喝加盐温开水或酸奶

有人怀疑子宫肌瘤与新陈代谢不顺畅有关，所以建议排便不顺畅的女性要尽早设法改善，以防患于未然。这里推荐一个验方：

清晨醒来先饮用300ml加盐的温开水，再做做伸展操，很快就可以畅快排便，甚至连宿便也能排出。为了变换口味，也可喝点酸奶，兼有减肥功效。

不要怕就医

有些人一听说子宫肌瘤没有大碍就放任不管，其实这也是不正确的，应该进行定期追踪，一有疑虑就应立即就医，才能确保安全。

前列腺肥大：中老年男性的困扰

前列腺位于膀胱和尿道的转接处，这是男性特有的器官，其功能之一是在性兴奋时排出前列腺液混合于精子之中，形成精液。男性到了 50 岁以后，由于雄激素分泌量减少，前列腺会慢慢变得肥大肿胀，进而压迫尿道，影响排尿功能，表现为常有尿意，频频排尿却排不干净，称为残尿感。此种频尿现象在晚上睡眠时最为恼人，尤其是冬天的夜晚又冷又困，实在不想起来上厕所，只好将尿憋着，但憋尿会影响睡眠，少数患者如果憋太久，还可能不自觉地尿床。

前列腺肥大会产生频尿及残尿感

频尿之后就会产生残尿感或更严重的尿闭（也就是完全尿不出来），所以我们常看到有些中老年人在小便池前一站就是数分钟，旁边的年轻人来来去去，不知道已经换了几轮，而他还没有尿完，颇为尴尬。其主要原因是排尿不顺、淋漓不尽，虽然尿了很长时间还是觉得没尿完（残尿感），还想再尿一会儿，如此一来往往引来异样的眼光。但如果勉强离开，很可能有一两滴残尿留在裤子上，令人很难为情。有的老年人因此不愿意出门，尤其是不愿参加行程很赶的旅行团。

比频尿、残尿感更严重的就是尿闭，即明明有尿意，站在马桶或小便池前却迟迟尿不出来，这种情况在喝酒和行房后尤其严重，少数人还可能在肚脐下2寸处出现轻微的胀痛感，这些都是前列腺肥大惹的祸。

前列腺肥大患者也会有腰部酸痛的问题。腰椎是男性相当重要的部位，工作、搬重物都必须要有足够的腰力，房事也要借由腰部的推送力量才能顺利进行。只有腰部、髋骨及耻骨的通力合作，才能有美好的性爱经验，而腰部的酸痛问题往往会让性生活的质量大打折扣。

中医认为前列腺肥大和肾（包括泌尿生殖系统，而非单指肾脏）的功能有关，乃肾气不足所致；而整脊医学则认为由腰椎问题引起，尤其第1腰椎最为关键。经验显示，现在前列腺肥大已经不全是50岁以上男性的问题，许多30多岁的男性也患上本病，究其原因，可能跟长期姿势不良有关，特别是久坐或久站，非常容易伤及腰椎。

整复手法：可采用脚踝舒筋法

1. 找到第1腰椎。令患者俯卧，面部向下，检查第1～5腰椎棘突有无歪曲、变位。由于第1腰椎的神经主管排尿系统，一旦偏移而挤压到神经，就可能造成排尿困难。如何找到第1腰椎呢？第4腰椎大约在两髋骨最高点连线与脊椎的交会处，沿着棘突向上数3节，即为第1腰椎的位置。

2. 采用脚踝舒筋法。令患者俯卧，屈曲小腿，整脊师抓住其脚尖轻轻摇转（图①）。由于脚踝周围有肾经和膀胱经通过，舒缓脚踝筋骨可以放松腰部的肌肉，为整脊做预备。

3. 接着进行热敷。热敷腰椎部位15分钟之后，令患者向右侧卧（右手在下），整脊师用侧扳法进行矫正。再令患者俯卧，整脊师由上往下观察患者的两髋骨是否一样高，较高的一侧可能就是变位处。如果左侧较高（即左髋骨变位），则整脊师以右手扶按于患者的左髋骨上，左手抵住其左肩，左足往前半步形成左弓右箭步，使用瞬间推力（右手紧按不动，左手往下、后推），在听到轻微声响后即完成矫正（图②）；如果是右髋骨变位，则反方向为之。

4. 进行局部拉脊法。矫正第1腰椎时角度必须正确，手法必须熟练，如果效果不佳，未能确实矫正，可再行局部拉脊手法：令患者俯卧，整脊师以两手拉起其腰椎棘突两旁的肌肉，在急速拉起时可听到"咔"的复位声音，表示局部下陷的腰椎棘突已经复位，效果颇佳（图③）。

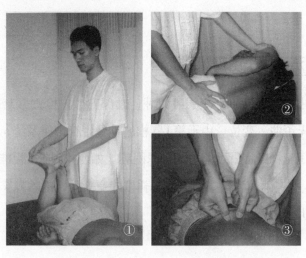

自疗法：站桩加提肛运动

前列腺肥大患者大多有排尿方面的问题，可以通过运动来强化泌尿系统的功能。

勤练站桩功

两脚打开与肩同宽站立，然后两脚平行半蹲，注意膝盖内侧向下的垂直点应正好位于大脚趾内侧。上半身挺直，两手叉腰。如果体力许可，两手也可不叉腰而向前平伸，与肩同高，手肘微弯，手掌向下如瓦片状微曲，这是站桩的基本姿势（图④）。保持这个姿势3分钟，之后每2天增加30秒，如果能够连续半蹲20分钟，腰部力量一定能大大提升，还能增强脚力与肾气。

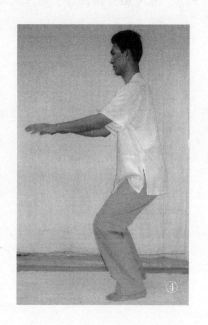

为了强化腰力而练站桩功时不用意守，也不冥想，两眼可以张开，也可以同时看电视、听音乐，简单又安全。

逆呼吸加提肛运动

另一种更为简易的自我锻炼方法是采用逆呼吸：睡前或刚醒来时躺卧于床上，两膝微屈，做腹式深呼吸，也就是吸气时腹部隆起，胸部下陷，呼气时则反之。因为此种呼吸法与胸式呼吸正好相反，故名"逆呼吸"，在瑜伽运动中相当常见。但这样有些不足，最好再加上提肛运动：吸气到丹田时停顿3秒，并做提肛运动（如忍大便状），放松后恢复至原来姿势，早晚各做30次。

除了以上两种方法外，每周最好能够定时安排2～3次其他运动，每次30分钟，对于强健肌肉和骨骼都有极大的帮助。

性功能障碍：千万不能随便吃药

市面上针对性功能的药品数不胜数，其中大部分都标榜能增强男性的性功能，治疗性功能障碍。事实上，改善性功能的药物不能随便吃，即使是处方用药也有禁忌证，尤其是心脏病、糖尿病、高血压等慢性病患者，要根据医师的处方用药，否则会产生不良后果。

七成患者由心理因素引起

广义的性功能障碍包括早泄、阳痿、不射精、性冷淡等，其中七成患者是由心理因素引起的，由器质性因素引起者只占三成，但不管属于哪一种，其原因不外乎以下几种：

长时间的两情不相悦导致性趣缺失

男性往往操之过急，前戏不够，气氛不佳，造成女性湿润不足，性爱疼痛，因而产生排斥心理；男性则因时常得不到满足而压抑，久而久之在潜意识中出现性功能障碍。但这个问题好解决，只要双方达到共识，遵照古代养生方调理就可以了。养生方中提到，必须做好前戏，直到女性"面部潮红，唇上有珠，欲迎还送，两腿展开，方可交合"。比如一篇好文章要有起承转合，机器开动前也要先暖车，美好的性生活更需要慢工出细活，因此营造美好气氛是两情相悦、解决性功能障碍的灵丹妙药。

年轻时性生活不节制

如果年轻时为了追求感官刺激，性生活过于糜烂，也比较容易出现性功能障碍。

工作或生活压力山大

心里有事就易出现力不从心的状况。一些男性既希望在工作上有所表现，又期待家庭更幸福，双重压力的不断出现，往往使男性在性生活时带着不安情绪，当然就有些力不从心了。如果再因缺乏沟通而冷战，性生活就更加雪上加霜了。

整复手法：从调整髋关节着手

与性功能障碍有关的是第1～5腰椎，骨盆则直接影响性欲，两者均非常重要，也是健康的源头。因为人以两脚步行，承接全身重量的是骨盆和髋关节，只要两者出现不协调或契合度不够（如骨盆两侧高低不一、左右移位），就容易使膝盖也出现无力感，导致性行为时的支撑力受到影响。此时若能及时、适当地矫正脊椎的歪斜处，对改善性功能颇有帮助。

曾有一患者每次性行为时两侧的髋骨都会感到酸痛，经检查发现有第1腰椎偏移。后来他才想起有一次运动闪到腰后未妥善治疗，可能是时间过久影响髋关节所致。经过整脊之后再辅以药膳调养，不久就好转了。整复手法如下：

1. 令患者俯卧，检查其腰椎有无异常。如果确定有第1腰椎偏移，整脊师可先在其腰椎处以掌心做顺时针方向的轻轻推揉，以放松附近的肌肉。再按压痛点，以确认患部的位置（图①）。大约舒筋15分钟后开始进行整复工作。

2. 令患者向右侧卧，利用脚曲点上下移动来确认第1腰椎的偏斜角度，并在突出点做个记号。

3. 整脊师以左手按压患者的左肩，右手按压其髋关节，然后左手往前推，右手向里扳，以瞬间的力量加以矫正（图②）。

请注意，本法如用力不当、任意推挤就无法对齐，必须运用巧劲方可成功。

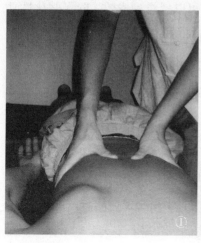 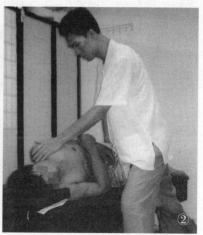

自疗法：兼用提肛及小便中断法

前面说过，性功能障碍患者除了正常的生理功能下降之外，自信心不足也是问题所在。事实上，通过男女双方的互相支持与了解，应该可以找出症结所在与调适之道。如果确定是心理因素引起的，必要时不妨求助专科医师。

如果症状还不是非常严重，自己也可以借由一些简单的运动来训练腰腹部的肌肉，以强化性功能。

提肛法

先做深吸气，再以意念将气推至丹田，使下腹部微微突出。然后就像忍住大便一样用力收缩肛门，同时让气往上推挤，将五脏六腑统统往上提高1寸，默数5秒之后再慢慢呼出身体里面的气，吸气和呼气的时间最好一致。此法早、中、晚各做30～50次，同时保持心情愉快，通常2～3个月就可以感觉到成效：除了强化性功能之外，性行为时的支撑力也可大大增强。

本法随时随地都可以做，不过还是在时间较充裕、身体较轻松的状态下练习较佳，练习时注意衣着不要太紧、太拘束，只有这样效果才易显现。

小便中断法

小便时也可以做强化性功能的运动：排尿时两脚跟稍微提起，尿到中途时故意用力收缩尿道括约肌中断小便，同时做提肛运动，大约3秒后再将尿液排空。由于我们一天需要多次上厕所，每次排尿都练习小便中断法，就可以有效增强尿道括约肌的收缩能力，从而改善早泄等性功能问题。

必须注意的是，做此动作时最好身边无旁人，以免刚开始时因不熟练而导致行为怪异，引来别人异样的眼光。

性病：可通过整脊增强身体抵抗力

现在色情信息非常多样化，在网络、杂志上到处都可见限制级画面，过多的刺激造成性行为泛滥，一夜情与性伴侣不固定导致性病的罹患率居高不下，其中以尖锐湿疣和淋病患者最多，传染力也最强，值得重视。

人体的性器官因为长期处在潮湿不透气的状态中，最容易受到病原体感染，而且传播力极强。譬如曾有新闻报道，某皮肤科医师为尖锐湿疣患者做激光手术时，不小心被碎片喷到脸部而造成了感染，其传染性可见一斑。一般而言，性病多以药物治疗，但长期用药可能出现抗药性。如果性病好转后没有节制，继续滥交或不注意个人卫生，那么在身体抵抗力降低时就可能再度复发。

中医认为性病乃素体湿热、内毒外泛所致，所谓"正气存内，邪不可干"，所以不管病原体的传染途径为何，最重要的还是增强身体的抵抗力，预防复发。

整复手法：参考脊椎侧弯

整脊医学认为，直接调整脊椎有助于提高免疫力，预防不良生活习惯所引起的细菌感染。与性病相关的位置为第9～12胸椎，只要调整其异常变位或侧弯，即可防止性病复发。至于整脊手法，可参考"脊柱侧弯的胸椎侧弯矫正法"。

便秘：长期便秘须重视

饮食直接关系到身体健康。现代人生活忙碌，三餐都在外解决的不在少数，但外食的选择性小、重复率高，除了过于油腻和重口味之外，味精、食盐等调味料也往往添加过多，给脾胃和肾脏带来负担；加上肉类摄取过量，含纤维素的蔬菜和水果摄取不足，导致肠蠕动变慢，很多人因此深受便秘之苦。

中医认为津血同源，因此燥热内结、气虚可造成胃肠传送无力，或血虚干涩、阴寒凝结等，从而导致大便秘结。尤其是血虚易致津液亏损，不能分泌肠液；而气虚则助推无力，艰涩难下成为必然。这种情形最常发生在老年人身上，因为老年人的体力明显退化，加上脾胃虚弱、中气不足、气机郁滞、传导失职，所以易发生便秘，若长期便秘或肠内出现憩室，还有可能产生宿便。一旦体内的废弃物、毒素累积过多，就容易生病，甚至引起癌症。据了解，严重便秘患者都有潜在的直肠病变可能。

如果长期便秘，治疗一段时间后效果依旧不显，就必须考虑做直肠方面的检查。笔者就曾经碰到过一个长期便秘的病例，经过深入检查后发现其患的是肠癌。当时患者还不到40岁，真是令人唏嘘。像这种身体已出现重大疾病而不自知的情况在日常生活中非常普遍，即所谓"冰冻三尺非一日之寒"，其实只要平时多注意自己的身体状况，一有便秘就赶紧设法改善，做到早发现早治疗，就能够避免不幸的发生。

整复手法：可用抗压气疗法

整脊的目的在于使身体发挥其应有的作用，而不是利用药物强迫催泻。药物只能治标不能治本，所以还是从调整体内循环做起比较安全。

从整脊实践中发现，与肠道蠕动有关的脊椎是第1腰椎，如果第1腰椎神经丛受到压迫，排便就会不顺。矫正以后不仅能改善一般的便秘问题，而且连顽固性便秘也可能好转。我曾经遇到过一个顽固性便秘患者，原本1周只能排便一次，时常感到胃部胀痛、肠子胀气，自从解除了脊椎的歪斜与压迫之后，已能每3天排便一次了。

1. 首先令患者俯卧，检查腰椎的疼痛位置。

2. 再令患者两小腿屈曲，并尽可能靠近大腿。整脊师以右手抓住其脚踝往大腿处压（图①、图②），以左手检查其第1、2腰椎棘突有无下陷。然后以食指与拇指捏紧患者腰椎两侧的肌肉，以顿力忽然拉起，即可听到复位声。

3. 接着进行抗压气疗法。令患者两小腿依旧屈起，深吸一口气后屏住，两小腿同时往一边倒下。整脊师顺势以手稍微往下压，以加大扭转的角度，停顿5秒后突然放松，让小腿弹回到原来的位置，反复做3～5次，以达到肌肉的深层放松及矫正目的。

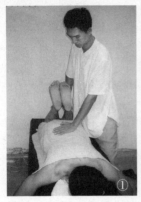
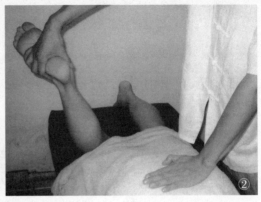

自疗法：试服老祖母偏方

便秘患者往往以服用软便剂或注入滑肠剂促进排便，但经常使用容易产生依赖性，一旦停用就难以自行排便，令人不堪其扰。

多吃蔬菜水果，多喝水

改善便秘还是从饮食做起最安全，也就是保持饮食均衡，多吃蔬菜水果，多喝水，少吃油炸类等高热量食物，奶茶、可乐、奶酪、咖啡等也不宜多吃。

三指按摩肚脐周围

习惯性便秘患者可在定时排便前以两手的食指、中指、无名指按摩肚脐周围，即以肚脐为中心，按顺时针方向轻压，可以在略感疼痛处多按压几次，既能促进肠子蠕动，又能促进肠液分泌，从而使大便顺利排出。

试试老祖母偏方——太白粉糊

如果已经三四日未排便，可以试着服用老祖母偏方——太白粉糊。

在碗中放少许冷开水，先按顺时针方向搅拌，使水呈漩涡状，再慢慢加入太白粉至适宜浓度，调匀后冲入滚水，继续搅拌至呈半透明状，加少许红糖即可食用。

太白粉含有糖类、矿物质（钙、磷、铁）和维生素等，性寒，有助于清除体内宿便。平时也可以吃一些，但不要吃得太多，以免拉肚子。

值得一提的是，搅拌太白粉时一定要遵守上面的方法，否则太白粉会结成颗粒，那就不好吃了。

长期便秘或排便异常都是身体发出的警示信号，必须提高警惕。比如排出黑便可能有胃出血；大便带有鲜血，可能是直肠或肛门的问题（比如肛裂或痔疮），但实情如何一定要做进一步的追踪检查。如果是单纯的肛门疼痛或紧张引起的便秘，可以采用温水坐浴15分钟，此法也能促进局部血液循环及肠子蠕动，还有消炎和杀菌的功效，能减少便秘引起的不适。

痔疮：现代人的多发病

在农业社会或在比较落后的地区，人们容易受到细菌的感染，但很少罹患大肠疾病，特别是痔疮。这是因为人们都吃自然的、未经加工处理的食物。这些食物比较粗糙，纤维素含量丰富，可以将肠内的毒素快速带出体外。当然，农业社会的生活悠闲，节奏缓慢，少有压力也是原因之一。

我们从老祖先的造字苦心上也可以大致了解痔疮的原因："痔"这个字是"病"字框，加上寺庙的"寺"组成，可见最早可能是寺庙的僧侣多发，因为他们长时间打坐、念经，下半身的血液与体液循环不良，加上下体闷热，故容易发生痔疮。现代人则因生活压力太大，容易紧张、焦虑，导致血液循环不佳；加上饮食精细化，纤维素的含量越来越少，有些人又嗜食麻辣重口味，体内累积了太多毒素，一旦生活不规律，经常喝酒、熬夜，上班时又需要久站或久坐，久而久之就会出现便秘或痔疮。

女性痔疮患者也很多

俗话说"十男九痔"，其实患痔疮的女性也不在少数，甚至可以说比男性还多。例如在怀孕期间，胎儿的压迫易导致盆腔充血，下半身循环不良，血管丛增生、凸起，从而引发痔疮。

通常痔疮患者都会发生习惯性便秘，粪便在肠道内停留太久，水分被吸收，变得又干又硬，通过肛门排出体外时必须非常用力，以致血管丛向外鼓出，形成痔疮，或者造成黏膜破损出血，使得患者更不敢每天排便，久而久之，就会形成恶性循环。

痔疮依其严重程度可分为四度：第一度仅有出血，没有突出；突出而能自动缩回的属于第二度；痔疮突出体外后，必须用手推回的属于第三度；如果痔疮永久突出于体外，无法缩回，就属于第四度了。一般而言，第三度及第四度痔疮可以服用药物改善，但要快速解决，只有手术这一条路。不过手术后的复原时间大约需要1周，可能会影响正常工作，如果术后饮食与生活方式没有改善，通常会在5年后复发，效果并非百分之百。

中医认为痔疮与肺的肃降功能失调有关，因为肺失清肃，津液不能下达，便见肠道积热，大便困难，久而成痔。治疗首重清热消肿，将伤害、疼痛减到最低，再内服、外敷双管齐下，效果颇佳。

整复手法：重点在第2腰椎

痔疮的起因主要是下半身的血液与体液循环不良，因此脊椎矫正的作用在于使受阻的血液恢复畅通，矫正的重点在第2腰椎。至于详细的整复手法，可参考频尿及便秘的治疗。

自疗法：食用足够的纤维素

试用罐装纤维素

脊椎整复的作用主要在于促进循环顺畅，使消化道的秽物都能排出体外，所以平日应该多摄取富含纤维素的蔬果。有的人因为工作忙碌或饮食不便，无法吃到足量的纤维素，建议不妨到药房购买罐装纤维素，将其直接加入牛奶、奶茶或咖啡中，以增加摄取纤维素的机会。如果是痔疮初期患者，使用后多半能排出软便，从而减轻如厕时的出血或疼痛症状，同时具有消脂的作用，真是一举两得。

尽量使臀部保持在低温状态

久坐是痔疮的头号杀手，因为长时间坐着不动，下半身的血液循环就会变差，久而久之就可能出现痔疮。试想，我们有时在桌上趴睡片刻，起来都会觉得手臂麻，更何况臀部一坐就是好几个小时，显然更辛苦。若要有效远离痔疮，最好的方式就是久坐时每小时起来活动一下筋骨，让肛门附近的微细血管不至于受阻而肿胀充血。夏天可将一个水垫或凉席铺在椅子上，使臀部的温度不要太高，这样也有防治之效。

静脉曲张：常发生于久站、久坐人群及孕妇

下肢静脉曲张患者以长期站立工作者居多，如护士、厨师、老师、警察、美发师、售货员、电梯小姐等，一般会出现在小腿肚及腘窝处。因为久站或久坐后，小腿处的静脉长时间受到不同程度的压迫，以至于血液无法顺利回流而在局部越积越多，导致静脉变粗、弯曲如小蛇状，不但有碍美观，严重者还会导致下肢溃疡。

除了职业因素之外，妇女在怀孕期间也容易因为胎儿的压迫而出现静脉曲张。与一般静脉曲张不同的是，孕妇静脉曲张出现的部位更多样：怀孕中期通常出现在腹股沟部；随着胎儿的下降，到了怀孕后期，静脉曲张的位置越来越低，可伴有脚踝部水肿。

目前西医对于严重的静脉曲张大多采用两种方式处理：直接切除无关紧要的曲张部分，或者使用硬化剂使静脉闭塞，让其不再那么明显。但这些只是万不得已才用的办法，效果并不是十分理想，因为下肢静脉的结构有点像高速公路，由南北向与东西向干道组成立体的静脉网，虽然上述治疗可快速见效，但如果生活方式不改变，仍然保持久坐或久站的习惯，就可能在其他部位发生静脉曲张。

另一方面，整脊术可以提供一种自然的治疗方式，它从解决血液循环与神经受挤压的问题着手，促使静脉顺利回流，降低曲张的程度。

整复手法：夹脊舒筋与抖动法

下半身静脉曲张患者通常可在第3腰椎找到答案。我曾经遇到过一位严重静脉曲张患者，在检查时发现其第3腰椎严重下陷，询问后才知道他曾经因跌倒、屁股直接坐到地面而压伤骶骨，再反弹而使得第3腰椎下陷。这属于比较复杂的情况，我采用夹脊舒筋法与抖动法并行，一段时间后有了明显好转。

夹脊舒筋法

此法专门针对脊椎下陷的情况，操作手法为：令患者俯卧，整脊师站于其后方，两手拇指在前、食指在后，同时夹起腰椎棘突旁的肌肉，拉起后再放下，连做3次，从第3腰椎拉至第5腰椎，有舒筋活络的作用（图①）。

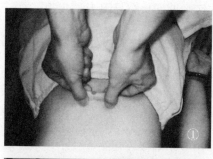

抖动法

在夹脊法施术完毕之后，让患者放松肌肉，保持情绪平和。整脊师从后面抓起其两脚踝，大约提高15°，先上下轻晃其身躯3～5次，

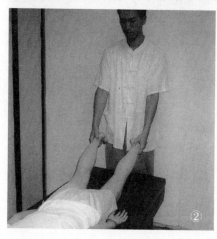

再适当加速抖动其下肢，让椎体的上下排列自然整合（图②）。每日1次，以2周为一个疗程，效果良好。

自疗法：抬高下肢，多吃强化元气的食物

热敷患部

先用热毛巾敷患部，让阻塞的血管逐渐扩张，使过于浓稠的血液快速通过，避免因血管受压而出现肿胀感。

抬高下肢

在夜晚休息及看电视时尽可能抬高下肢，甚至将脚搁在桌面上也无妨。也可在就寝前做空中骑自行车：仰卧在床上，两下肢尽量往上抬起，再以手撑住悬空的腰部，然后两脚如踩自行车一样往上踩100下（图③），此法有助于促进下半身的血液循环。靠着墙壁倒立也是很好的方法，不过初学者最好有旁人保护，以防意外发生。睡觉时可以在小腿处垫上长形抱

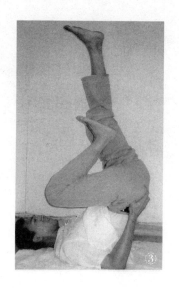

枕，这样有助于加快静脉回流的速度，与地心引力抗衡。另外，市面上还有防止静脉曲张的袜子，如果环境许可，可以用它来防止静脉曲张。

上述运动都要以渐进的方式进行，而且应衡量个人的体力，以

不受到运动伤害为前提，如能同时注意饮食均衡，则效果更佳。

多吃强化元气的食物

平日多摄取豆类、坚果类、肉类食物，食用牛肉更佳，这些热量较高的食物能够强化元气，使我们的元气更加充沛。中医认为气行则血行，人体的元气强化了，血液循环的问题便能得到改善。

现代时髦病

从脊椎看肥胖问题

　　大家都知道，多运动、控制饮食的摄取量就不会肥胖。营养专家也认为，只要按照食谱上的菜单按时用餐，应该可以保持身材。这一点不错，不过一旦松懈，身体可能加倍吸收，反而胖得更快，使之前的努力全都白费。

　　从整脊的观点来看，肥胖跟身体的骨架是否平衡、正常有关，如果筋骨歪斜、偏位，血液循环、淋巴液回流都会受阻，并在受阻处堆积，导致肥胖或形成肿块。

　　举例而言，颈椎倾斜或受到压迫后，时间久了，便会形成脸部水肿、双下巴，甚至引起颧骨外张、脸部歪斜。又如胸椎歪斜时，除了造成两侧肩膀与肩胛骨不对称以外，还会使淋巴液等体液积聚在上半身，导致两手臂及背部肥胖，若进一步影响腋下淋巴组织，导致回流不畅，以后可能发展成乳房结节或肿瘤，不可不慎。

　　下半身肥胖一般以产后妇女和上班族最多见，产后妇女在坐月子时猛吃高热量食物进补，又缺乏运动，一两个月下来，肚子、臀部、大腿都胖了一圈；上班族则因整日久坐办公室，缺乏运动，也很容易引起下半身肥胖。因为久坐、久站或缺乏运动容易导致肌肉疲劳、松弛，使得骨盆也松弛、不紧绷，淋巴液和脂肪就会趁势拼命在其周围堆积，造成臀部、腹部与大腿肥胖。

　　所以说调整脊椎及其相应的筋骨，使其不至于出现歪斜现象，骨盆就不会松弛，脂肪也没有了堆积的空间，这样就不容易发胖了。

肥胖自疗法：三餐定时，注意运动

现代人常为肥胖困扰，其实肥胖者都有一些共同特征，那就是饮食过量、运动不足、久站或久坐，所以只要从这几个方面着手加以改善，就会有切实的效果。

这里要特别提出来的是饮食问题，尤其是早餐，很多上班族因为赶着打卡而草草解决，或者根本不吃，到了中午才一并解决，此时因为胃部饥饿过久，食物一下肚即快速吸收，午休时又坐着不动，脂肪当然就堆积下来了。

所以要维持良好的身材就必须做到三餐定时，到了就餐时间即便肚子不饿也要吃一点，让胃习惯工作和休息时间，并保持功能正常。

同时要养成饭后不吃零食的习惯，这也是非常重要的。有的人说自己喝水也会胖，这当然是玩笑话，可能是他把可乐当水喝了。如果饭后吃零食，再加上夜宵，一天差不多吃了五六餐，除非胃肠消化吸收功能太差，否则不胖也很难，所以怕胖的人晚餐后就不要再吃任何东西了（喝水、茶无所谓，但不可猛喝加了奶精和糖的咖啡）。当然，最好在7点之前吃晚餐，餐后就不要再吃零食了，因为胃内的食物需要3~4个小时才能完全消化、吸收，如果晚饭后再吃零食，就会造成食物消化不完全，此时若上床就寝，肠胃却还要加班，就会直接影响消化系统和睡眠质量。身体若得不到充分休息，又会导致循环不良、代谢不佳，造成恶性循环，肥肉也会越积越多。

当然，饮食内容也很重要，油炸类食物尽量不吃；快餐热量过高，也应适可而止，以免胆固醇过高而导致脂肪肝、高血压等慢性病；淀粉类食物必须适量摄取，但也不宜过多。

此外，应时常运动到流汗的程度，并多喝水，使身体的营卫正常，毛孔开合顺畅，代谢顺利。如果有大腿肥胖及臀部下垂，可利用抬腿运动来提臀塑形，具体方法如下：两手扶办公桌站立，往后抬腿并尽量打直，一次至少做12下，有空就练习；或侧卧于床上，上半身稍微抬起，再做侧抬腿运动。以上方法对于修饰大腿曲线（使肌肉紧实）有直接效用，亦可防止静脉曲张。

脸部肥胖或歪斜：整脊改善肉肉脸

如果脊椎的位置正常，身体功能也正常，多余的脂肪和水分就会代谢掉，不至于到处堆积，引起肥胖或水肿，这就是整脊治肥胖的原理。

脸部肥胖会影响人际交往

人类是视觉性动物，陌生人见面时的第一印象特别重要，而第一印象往往以五官长相、脸部表情最为关键。虽然有的胖子动作很灵敏，脑子也很聪慧，但如果过于肥胖，人们对他的印象往往以较笨拙、动作迟缓或反应慢半拍居多。尤其是脸部肥胖者（俗称"肉饼脸"），因无法用衣物遮掩，在人际交往方面就特别吃亏。如果因故导致脸部歪斜、不正，还易给人不正派、不聪明或反应不够灵敏的印象。所以保持脸部线条优美在人际交往中很重要。

虽然目前有各种各样的减肥方法，但一般认为要让脸部瘦下来还是比较困难的，除非采用整形外科的非常手段。然而经验显示，整脊术在这一方面颇有独到之处，只要稍作评估，直接施以整复手法，免手术、免打针即可解决脸部问题的困扰。例如牙齿咬合不正造成的脸部歪斜、蒙古症患者的脸部症状（因为脑部损伤，造成脸部肌肉不协调，神经反应速度较慢，不自主流口水，常引来异样眼光，让不认识的人产生排斥感），都可以经由整脊手法获得相当程度的改善。

整复手法：矫正脸部歪斜

脊椎的功能之一在于支撑头骨，而头骨与颈椎的位置关系到面部肌肉的放松或紧张，所以整脊的第一步就是帮助患者放松。

1. 首先令患者平卧，两手平放在身旁，放松心情，肌肉更要绝对放松，必要时可用轻柔的音乐做背景。整脊师站立于患者头顶前，分别按摩其颊车穴、地仓穴及下关穴，以转、压、推、揉手法为主（图①）。转就是用手环转作大面积的肌肉放松，压即以渐进的方式用身体的力量在局部施压，推是以指腹在患部施以顺时针或逆时针方向的推拿，揉则是用掌根在局部作小范围的按揉。

2. 若为左下颌突出，令患者脸向右侧平躺。整脊师以右手掌骨压抵于其左下颌，左手交叠在右手上，令患者先吸气再呼气，在呼气的同时以瞬间力量调整下颌骨（图②）。

3. 若为右下颌突出，则令患者脸向左侧平躺。整脊师以左掌骨压其右下颌，右手交叠在左手上，手法同上，施力进行整复。通常矫正5～10次后会有明显的效果，年龄越小者见效越快，体力较佳者收效也较快。

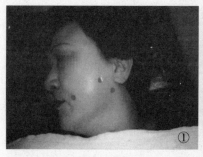 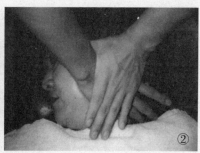

自疗法：改善肉肉的大饼脸

1. 换掉高枕头。其实只要稍微注意一下睡眠姿势和习惯，肉肉的大饼脸不用接受外力矫正也可以得到改善。

首先检视一下枕头的高度，枕头过高会压迫颈椎、下巴和喉头，造成肌肉紧张，还会导致淋巴液积聚，造成下颌肥大、颈部变粗，慢慢地连脸部也变胖、变圆了。

2. 向较胖的一侧睡。如果两侧脸颊的肌肉不平均，也可以利用睡姿来改善。右脸颊比较突出者须以右脸靠着枕头睡觉，左脸颊比较突出者则以左脸靠着枕头睡，必要时可加垫一条毛巾，以强化功效。

3. 小脸自疗法。双下巴及面部容易水肿的人可在沐浴后以乳液轻轻按摩，方向是从下往上，即由颈部向下颌按摩，两手交替，以改善局部循环。也可视情形自行进行小脸自疗法：晚上洗完澡或早上洗脸后，用弹性绷带包绕下颌和百会穴（头顶心），即包住整个脸颊15分钟，通常2~3个月后可让脸颊稍微变小。切记不可太紧，亦不可包着绷带睡觉，以免发生意外。

4. 常喝绿豆薏仁汤。中医认为下颌和脸部水肿是因为肾的代谢功能失调所致，因此可从利尿去湿方面改善，最常用的就是绿豆薏仁汤。只要一把绿豆加适量薏苡仁，煮至绿豆开花再加入黑糖调味即可，经常食用可以通调水道、利湿健脾，脸部就不会水肿了。不仅如此，薏苡仁还有美白功效，是一种很适合女士食用的保健食品。

不过因为绿豆性凉，体质虚寒、大便不成形的人不宜多食。

手部肥胖："蝴蝶袖"让你与美丽无缘

　　肥胖分好几种，有人胖在脸，有人胖在腹部，还有人胖在四肢，但其中最不容易变瘦的要算手臂，因为人类的一切事物都依赖双手去完成，手臂和手的使用率极高，而手臂粗大除了脂肪积聚以外，肌肉也比较发达，这部分是很难用纯自然方法变瘦的。手臂太粗对女性而言无异于宣告与无袖衣服无缘，尤其是在炎炎夏日，肥胖的双臂犹如一双翅膀（俗称"蝴蝶袖"），无袖背心裙和一堆漂亮衣服只能深锁在衣柜中。

平时要注意手臂力量的使用

　　双手是人类的最佳帮手，日常生活中无一不需要用手去做各种事情，所以要特别注意拿捏力道。有时使力不当，除了可能出现手部酸痛、手臂壮硕以外，有时还会出现颈肩酸痛、两侧乳房大小不一等情况。一般而言，较常使力的一侧（如右侧）乳房较小但坚挺，而不常使力的一侧乳房略大但稍有下垂。

整复手法：与手臂有关的运动链皆需调整

　　既然人们需要频繁地使用左右手，那么保持两手的循环正常就显得很重要。如果循环正常，脂肪堆积减少，手臂粗大的现象一定会有所改善。整脊师认为颈椎和两手臂很自然地形成运动链，从颈椎、肩胛骨、手臂、手肘直至手腕，其中任何一环出了问题，其他部位就必须分摊其功能，时间一久就会出现异常，如酸痛、无力、麻痹等。因此，大多数上半身不适都要从调整颈椎着手。

调整颈椎、肩胛骨

首先检查颈椎有无异常，棘突有无变位，再看看两侧肩胛骨是否平衡（如果两侧肩胛骨不正，就会出现肩膀及肩胛疼痛，即膏肓穴疼痛）。

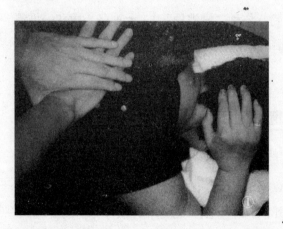

右侧异常时，令患者俯卧，将右手放在头后。整脊师站于其旁，以右手掌底抵住其右肩胛突出处，左手握住右手腕，并加上身体的力量下压，利用瞬间爆发力完成整脊（图①）。左侧异常的整脊手法相同，但方向相反。整脊师若力量不足，可以小弓箭步助推，但必须注意站立稳当，方可使力矫正。

调整手腕、手肘

手腕至手肘间粗大、肥胖者可施行桡尺骨推挤术。人的骨架原本就有一定的间隙，劳动过度者往往尺骨处间距扩大，脂肪便可乘虚而入，日积月累，手臂自然就变粗了，唯有整复成原来的骨架后，才有机会恢复至原来的样子。

令患者俯卧，上抬手，使手臂紧贴诊疗床边缘处。整脊师以右手按压其肱骨与桡尺骨连接处（即手肘），左手助推整复，将两骨的空间缩到最小（图②）。对于

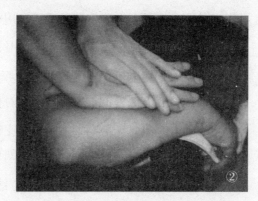

②

腕骨粗大者，以侧立手腕由上向下推靠，亦有相当神奇的效果，也可在夜间佩戴护腕加强紧实的效果。

自疗法：自行保养，清凉一夏

一到夏天，无袖背心或是更清凉的小可爱总会成为流行服饰的大趋势，但很多女性的手臂有多余的赘肉，即使艳阳高照，也要穿件小外套"遮丑"，常常把自己憋出一身汗。为此，我们特别针对此种现象提供自行保养的方法，让大家清凉一夏。

注意平时的施力习惯

女性的力气一般都较小，在做某些事情时可能因使力不平均，导致手臂某个部位的肌肉较发达，例如炒菜时手肘抬得过高，肩背肌就会因长时间运动而变得肥厚；环抱婴儿时，如果使力不平衡，也会使手臂的肌肉变得比较粗壮。

防止手臂变粗的方法是随时保持颈椎正直，下巴稍微内收，两臂尽量靠近身体（与身体距离一个拳头左右），即使力时尽量借助身体的力量，而不是单靠肩背及手臂来用力。如此一来，不管做再多家务事也不会导致手臂粗壮，更不用担心肩背酸痛。

按摩手臂，保持侧睡习惯

大家都知道，人类的很多器官虽然对称存在，但却未必完全相同，手臂也是一样，一般右臂较粗大者比较多见，这主要是因为右臂使用率较高的缘故。另外，还有的人两侧肩膀高低不一致，肩胛骨突出移位，这些都可以经由整脊的方法加以改善，但也可以自疗，具体方法如下：

先抹一点乳液，再从手肘开始向上臂、腋下推拿，每个地方都推拿36下，包括腋下的肌肉与淋巴结。每天做1次，不仅能消除疲劳，而且能避免手臂酸痛、过粗，对女性而言还有丰胸效果，真是一举数得。

睡眠的姿势也要注意，最好不要长时间压着手臂睡觉，以免因为循环不良而积聚体液，或因肩胛骨错位而影响肩、背、手臂的淋巴循环，甚至引起脂肪堆积。

下半身肥胖：腿健人就勇

人体的S形曲线线条流畅，可以产生视觉上的美感，如同跑车的流线型设计，让人看起来就觉得爱不释手。跑车的价值不仅在于外形美、爆发力强、速度快，更重要的是钢梁佳、底盘稳，所以开起来既快又稳。

人体也是这样，必须骨骼强壮，身体各部分均衡，看起来才有匀称之美，即便外表不匀称，还可美其名曰"缺陷美"；要是骨架不匀称，外形就很难靓丽起来。这类不平衡的情况多系颈椎、胸椎、腰椎以及腿部的骨骼异常所致，表现为长短腿、肩颈疼痛、腰部酸痛、呼吸不顺畅、心悸等，有些儿童还会时常不由自主地深呼吸，这些问题都可能由脊椎某处受压迫造成。

就人体的外在美而言，首要的当然是脸部，其次就是腿部了。一般认为腿部修长就显得美，而且人的双腿就像跑车的轮子，俗话说的"腿健人就勇"，指的就是腿部保健的重要性。

下半身肥胖大多与骨盆有关，整脊师在施以骨盆矫正治疗前，通常会先询问患者的生活习惯及工作性质，以作为了解病因、确定矫治方向的参考。

整复手法

矫正长短腿

轻微的长短腿可能是造成受力不平均、下半身肥胖的原因之一，所以在治疗下半身肥胖之前要先检查有无长短腿问题。

首先令患者平躺，目测两腿的粗细是否对称，长短是否一致。如果两脚内踝的骨头高点平行、对称，则表示正常；若两腿长短不一，左腿较长者称为左髋关节后方移位，右腿较长者则为右髋关节后方移位。确认之后，整脊师以右手抓住患者的两足往胸部推压，使膝盖尽量靠近胸部，做几次之后放平，比较两膝的高度，多做几次就可以矫正两腿的长短落差。

对于右腿较短者，整脊师可抬起其右膝，屈曲后向其左膝上方推压，尽量靠近腹侧，再分别对两膝施加压力；对于左腿较短者，整脊师可抬起其左膝，再以两手交叉覆盖于左膝向下推送，即拉伸右腿，推挤左腿，以使不平衡的两腿恢复至正常状态（图①）。

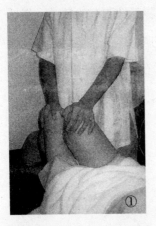

①

矫正骨盆

两腿的髋关节一旦回复至正常位置，就可以对骨盆进行矫正。此时令患者俯卧，以观察其两侧臀部是否同高，如果左侧的臀部较低，易造成下半身及右下腹肥胖；如果右侧的臀部偏低，则易造成左下腹肥胖。除了肥胖之外，两侧臀部高低不一致亦有失美感，故须予以矫治，其方法如下：

对于左臀部较低者，整脊师可将其左腿屈起呈"4"字状，然后将手掌置于其骶骨和髋骨之间，运用瞬间的力量做外扩、调整手法（图②）。对于右臀部较低者，则将其右腿屈起呈"4"字状，用同样的手法矫正之。

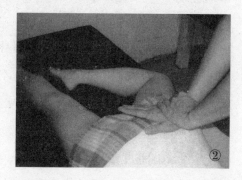

X形腿和O形腿：两者的矫正法不同

对于行动不便的人来说，宁可用身体其他部位的缺陷来换取行动自如的双腿，因为只有行动自如，才可以去自己想去的地方，做自己想做的事，而且不论步行、站立、跑步、工作等，都可随心所欲。

然而双腿也是很可怜的器官之一，从会走路开始就必须载着全身的重量到处走。小时候营养不良（缺钙）、双腿姿势不正确或使用不当都可能造成O形腿或X形腿，以后一辈子走路、跑步都吃力，更谈不上美观了。万一腿部扭伤未治好，还可能导致长短腿，不但走路时身体歪斜，时间久了脊椎也会跟着变形，继而影响到内脏的正常功能。

因为人体直立的重点在于脚和地面的接触，任何人要是两脚悬空，就绝对使不上力。古代的武术家也特别注重脚力，有脚力才会有腰力，腰力足够才能施力，因此脊椎矫正特别重视两腿的平衡。

首先令患者俯卧，身体自然放松。整脊师比较其两足踝的高点是否一致，以确认有无长短腿、O形腿或X形腿、内八字脚或外八字脚等不正常现象。

O形腿

整脊师站在患者背后，屈起患者两腿，以转圈的方式松筋（柔软筋骨，放松肌肉），让膝盖及其他关节松开，以利矫正，然后将较短的腿交叉地放在较长的腿上。接着，整脊师将手置于患者两腿的交叉处，利用杠杆原理将其扳直，使两腿靠近。

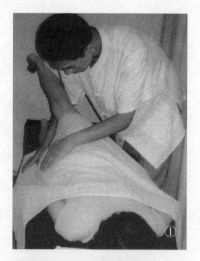

最后，整脊师一手抓住患者的脚踝向外扩展，另一手则按压其大腿的髋关节，促使大腿骨向内靠近，以期改善O形腿（图①）。

X形腿

X形腿患者可能比较少，但整脊疗法对膝盖和髋关节移位有很好的治疗效果。首先令患者平躺，两腿打开并屈膝（尽量贴近床面）。整脊师以两手掌由内向外、由上向下推按变形的关节，

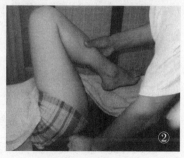

左右各做6次，有矫正X形腿的作用。接着令患者两腿屈膝，足心外展，如青蛙腿状。整脊师一手食指抵住患者的髋骨，另一手抓住其足踝，被动进行屈膝、向下蹬足伸腿等动作，以达到矫正髋关节的目的（图②）。

自疗法

促进腿部血液回流，减轻肿胀

为了能在炎炎夏日穿上清凉的衣衫，爱美女性除了在意手臂的赘肉外，更注重双腿的曲线，但这两个部位的缺陷光用减肥或运动很难达到效果，必须辅以特殊的手法。例如轻微的X形腿和O形腿须由整脊师调整、改善，但一般的下肢水肿则可以自行改善。首先要尽量减少长时间站立的时间，如果因为工作的关系必须如此，则最好每隔1个小时坐下来休息10分钟。回家后可以找时间紧贴墙壁站立10分钟，并做到只有头、背部与臀部三个点碰到墙壁，有助于保持身体挺拔优雅。晚上睡眠时可以将两腿用枕头垫高，让血液得以回流，以防止白天长时间站立所造成的肿胀现象。

家长要注意孩子的走路姿势

除了自己保持仪态优雅外，家长还要注意孩子的腿形和走路姿势，如发现异常就要及早治疗。因为轻微的腿形异常或走路姿势不正确不仅会影响孩子的发育，长大后连自尊心也会受到影响。

胸部问题：整脊有助于调整胸部

由于双薪家庭越来越多，大部分学童的早餐都在快餐店买汉堡、奶茶、三明治或炸鸡解决，这些高热量食物除了使小胖子越来越多外，还会影响儿童的身体发育（据说为了保持炸鸡肉的鲜嫩，很多鸡都打了激素，如果经常食用，这些激素也可导致儿童提早发育）。

发育太早使姿势变形

提早发育的坏处之一是小女生对于身体的快速变化不知所措，尤其是比同龄儿童丰满的胸部常引人注目，会成为同学开玩笑的焦点。由于还不习惯穿内衣，很多女生只好以弯腰驼背的姿势掩饰胸部的突出，尤其在步行和站立时，姿势显得非常不协调，久而久之就会对脊椎产生不良影响。例如第5～8胸椎易因受压而变位，反而阻碍胸部的继续发育，从外表可以看出肩膀一高一低，头部倾斜或两侧胸部大小不一，值得特别留意。

整复手法：双手刀夹整胸椎

1. 令患者俯卧，整脊师站在其右侧，逐一详细检查其脊椎有无歪斜。如向右侧弯，则以左手扳扶患者的左腰，右手掌抵住第5~8胸椎，两手同时使力，压推向左侧，应可使其归位于中线。如果只有某一节歪曲，则只矫正该节即可，不必将全部胸椎都推一次。

2. 令患者吸气后呼气，整脊师用两手的手刀夹住其脊柱，在其呼气时，以掌底的力量用力向中间推挤，听到"咔咔"的声音即表示复位成功。

自疗法：按摩丰胸穴位

随着饮食与生活习惯的西化，加上衣着和行为模式的逐渐改变，一般人总羡慕西方女性傲人的胸围、紧翘的臀部和修长的双腿，所以往往想尽办法往这个方向努力。不过由于种族的不同，东方人的体形普遍比西方人瘦小，实在不必完全向西方人看齐。有些人想通过隆胸手术使胸部达到西方人的标准，对此整形外科医师会劝她打消念头，因为身材娇小的人只有上围突出并不美观，反而会因为负担太重而变得弯腰驼背。中国人的身材应以匀称为美，不必处处以西方人的标准要求自己，否则只会弄巧成拙。

在日常生活中，稍微注意以下几项，应该有丰胸之效。

青春期走路应抬头挺胸

奉劝青春期的女性注意日常起居与正常饮食，注意运动，走路时应抬头挺胸，不要弯腰驼背，这样就能正常发育，显得健康而有自信。

特别注重中餐的营养

丰胸的方法很多，首先必须有肉。如果身材干瘪，实在很难挤出肉来丰胸，而多肉的方法就是三餐饮食正常。据观察，三餐各有妙用：早餐正常者脸部圆润，中餐吃得好者胸部丰满，晚餐太丰盛者容易肥臀。由于每个人的需求不同，大家可以各取所需，加强营养。对于胸部无肉者而言，当然是要注重中餐了；身材丰满者则不宜再多吃，而应多运动以加强肌肉的弹性，雕塑腰部及背部的曲线。

多吃青木瓜炖排骨或酒酿加蛋

以"天使脸孔、魔鬼身材"著称的艺人天心曾经透露，她的好身材一半来自遗传，一半就是常吃丰胸食物。从少女时代起她便时常吃青木瓜炖排骨，冬天则吃酒酿加蛋，这些食品含有丰富的蛋白质和氨基酸，可以制造胸部脂肪，而且不会在其他地方长出多余的肥肉。

按摩丰胸穴位

两手掌相对，互相抓住内手腕处对拉36下，每天早晨及睡前各做1次。运动时可以明显感觉到胸部在跟着抖动，做完后亦可感觉胸部肌肉较紧。本法有强健胸肌、防止乳房下垂之效。

接着以食指、中指、无名指轻轻按揉膻中穴（位于两乳头连线的中点），然后顺便按摩乳根、乳头及乳房边缘下方。

生活作息正常

熬夜和酗酒会影响新陈代谢和肝功能，一旦肝的疏泄功能减退，则易阻碍气机条达，造成肝气郁结，表现为胸部、两乳或小腹胀痛，甚至形体消瘦、胸部萎缩。所以想要成为美女，必须比别人下更大的决心和毅力，天底下只有懒女人，没有丑女人，只要多一分用心，加上日常生活作息规律，就能维持理想的身材。

水肿：以整脊促进新陈代谢

有些人一大早醒来，会发现自己的脸肿得很大，尤其是眼皮部分肿得像核桃，手脚偶尔也会出现相同的情形。这是由于新陈代谢不正常，体内多余的水分无法排出所致，就像台风来袭或大雨过后，大量的雨水使得排水沟无法顺利排水，形成积水。

水肿多因新陈代谢不佳所致

整体来说，身体水肿主要由代谢障碍所致，中医称为气化失司，以致汗水和尿液无法正常排泄，积聚在体内而导致水肿。但若再予以细分，还有脸部水肿、四肢水肿与躯干水肿三种，其原因又略有差别。脸部水肿主要由肾中水气无法顺利排出所致，但也有一种长期水肿（一般称为满月脸），是服用药物（如类固醇）后所出现的副作用。至于身体与四肢水肿，大部分由肾功能失调、积聚太多水分引起，患者除了常感身体沉重、精神不振、心悸、倦怠、嗜睡之外，若用手指按压手足，被按处会立刻出现凹陷，要过一会儿才会恢复原状。所以，如果你忽然觉得小便量与次数明显减少，或者感觉有尿意却尿不干净，或者觉得容易疲倦、嗜睡，那就要特别注意了。

要从使气血畅通做起

中医认为气与血是脏腑、经络的主体，气的出入和升降如果受到阻碍（称为气机不畅或气滞），就会造成水肿。对于传统医学所重视的气，有人认为不科学，因为气看不见。但如同收音机的电波一样，肉眼看不到并不代表没有。事实证明，气确实在体内扮演着重要角色，本人在整脊时也发现，只要调整脊椎的角度，使其保持在正常位置上，就能促进气机流畅，气脉相通，从而使代谢变得正常，很多身体不适问题也可迎刃而解，不管是面部水肿还是四肢水肿，都可以有效解决。

整复手法：患者配合弯腰后仰

与水肿有关的部位主要是第9～11胸椎，只要刺激脊椎两旁的穴位，就可帮助停滞于脏腑的水气排出。

1. 首先按压与水肿有关的穴位，即膀胱经旁开1.5寸的肝俞、胆俞、脾俞等穴（图①）。在按压、推拿的同时检查胸椎的上下棘突，看其有无侧弯、下陷、旋转、变位。

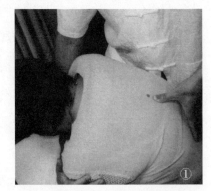

2. 然后令患者俯卧，整脊

师以拇指指腹在各个穴位上按顺时针方向画圆，进行按压、推拿，以放松附近的筋骨。若患者为右侧弯，整脊师以右手掌按压推送至左侧。

3. 再令患者坐起，两手自行环抱。整脊师以右手抓提其手肘交接处，以左手掌向左侧推压，右手向右拉。然后嘱患者弯下身躯，整脊师以第9～11胸椎为施术点，用左手拇指压于棘突下方，由第11胸椎向上推压。接着右手向下拉，同时令患者起身并向后仰，即可听到复位响声（图②、图③）。

整复后再配合食疗与运动，大约2周即可改善水肿现象。

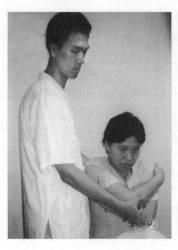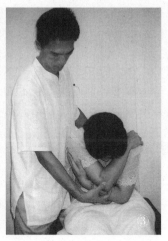

自疗法：重视顺气与排水气

按摩帮助顺气

体内是否有积水与肾功能关系密切，平时如果发现排尿异常，可以用按摩的方式进行治疗。首先按摩耻骨联合处的中极穴，以两侧穴位分别按顺时针方向旋转36次为基准，由中极穴顺着大腿内侧一路画圈按摩，直至膝盖内侧上方2寸的血海穴，再往下至内踝高点上方3寸的三阴交穴。最后，将手曲成空掌（有如瓦片的形状）拍打上述按摩部位，以强化顺气和通气效果。

吃消水气的食物

住在气候、环境较潮湿地区的人，外在的湿热已经让人不舒服，若再加上体内的湿气，就很难避免水肿，尤其是曾经受伤的部位，会更加敏感。此种水肿现象是一个警告，告诉我们要注意自我保健。

容易水肿的人应注意就寝前别喝太多水，以免第二天面部和眼睑出现水肿。平日多煮食绿豆薏仁汤可消水气兼利尿，其他保健之道可参考本书各节。我要强调的是，如何进行自我保健也是现代人需要学习的重点，毕竟最了解身体状况的人是自己，要为自身的健康负起最大的责任。

电脑并发症：以整脊缓解各种酸痛

电脑技术日新月异，那是年轻人沉迷网络的主因，尤其是在线游戏的精彩刺激与声光效果，往往让网络爱好者无法抵挡其致命的吸引力。但眼睛长时间盯着屏幕，又受到强烈声光效果的刺激，很容易出现耳鸣、视力退化、散光、易流泪、失眠、多梦、恶心等症状。

沉迷于网络者的共同点是长时间坐着，鲜少起身运动，而且经常熬夜，使脑部持续处于兴奋状态，因此等到想睡觉时脑细胞还是无法安静下来，即使睡着也是不停地做梦，一觉醒来感觉更累。生理上的不适也接踵而来，轻者因手指、手腕、手肘、肩关节发炎而无法弯曲，甚至疼痛不止，严重者还会出现颈部无法自转与下肢麻痹。几年前，美国任天堂游戏机的使用者更因太投入而出现癫痫、抽搐、发狂等精神疾病，实在不能小觑。

这些症状多数只要暂时休息就可以改善，但仍有部分患者必须就医治疗，如因久坐导致的脊椎变形、移位。沉迷于网络可能导致很多疾病的发生，所以一定要适可而止。如果已经出现症状，建议通过整脊加以缓解。

长期使用电脑者的常见症状还包括肩胛、颈椎及手臂酸痛，尤以颈椎病变居多。长时间盯着电脑屏幕及手握鼠标，支撑性的活动持续太久，易造成肩胛及颈部的过度负担，使得很多人年纪轻轻就开始出现腰酸背痛。

整复手法：缓解肩胛、颈椎及手臂酸痛

　　整脊对于长时间使用电脑所致的颈肩酸痛有独到的治疗效果，其方法如下：

　　1. 令患者俯卧，整脊师在其颈项处施以按压、轻扣、抖动三种手法，共做15分钟，再以热毛巾或蒸气草药热敷。

　　2. 整脊师站立于患者头前，左手按住其左肩，右手扶按住其头部上方，略使力后令患者的脸部转向左侧，两手同时适当快速地按压，可使变位的颈椎复位，接着换手、换肩整复（图①）。

　　3. 将患者的手臂往后背屈，以拨筋法按压推拿其肩胛旁的脊椎沿线（图②）。因为肩胛骨周围有两条斜方肌，以拨筋移位手法可使其归位并恢复正常。

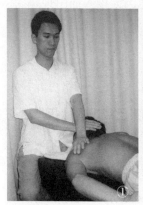
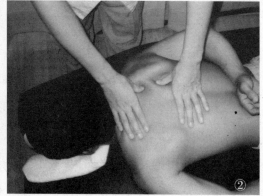

由于患者的斜方肌位置偏向肩胛骨并呈内收状态，因而时常出现膏肓穴疼痛，加上人类的避痛本能，往往以其他姿势代偿，以致使已经不在正确位置的脊骨与筋肉更加偏离，症状也变得更加严重，不管如何治疗，效果都不显著。此时只要令患者将手臂屈向背后，就可使肩胛延线的凹陷点出现，再采取拨位筋舒法就有机会复原。

4. 整脊时，整脊师的左手插入患者右臂屈曲后的肩胛凹陷

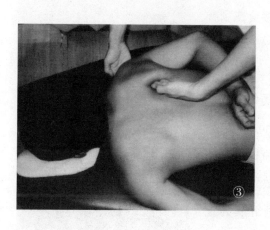

中，以手刀推压其右肩，再使用顿力，两手同时向中间推挤施压，可大大改善肩胛移位问题，并可解除经常性的肩颈酸痛症（图③）。经过大约2周的治疗，会有八成的改善功效。

自疗法：活动各部位筋骨

任何姿势固定太久都会造成身体的负担，因此建议打字、上网约1个小时就要起身活动5～10分钟，同时应常做下列运动：

颈椎运动

首先闭口，轻咬牙根，再按顺时针方向转动颈椎，左右各转10次，有利于保持颈椎的循环通畅。

肩膀及背部运动

利用手边的工具，如尺、报纸等做成约30厘米长的条形或圆柱形工具，两手各持一边，同样按顺时针方向画圆，通过一侧的肩、头顶，到达另一侧的肩部，左右各做10次，可以活络肩膀及背部的穴位，预防长期姿势不良造成的驼背，改善胸闷、呼吸不畅、心悸等不适。

腰背运动

久坐和久站以后大多会感到腰酸背痛，现在介绍一个坐着就可以做的运动。

两手握住椅垫，做类似猫拱背的动作，即背及腰部均向上拱起，拉开背肌，维持10秒钟后回复原姿势，共做12次，或做到感觉腰背受压迫的情况已得到舒展为止（图④）。

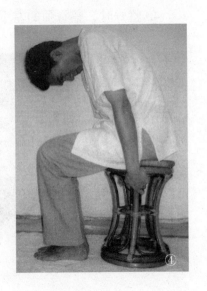

缓解大腿麻木的运动

两手十指交叉，然后翻掌向上，尽量向上撑起，并踮着脚尖步行。这个动作能够帮助脊椎伸展，改善血液循环，缓解久坐引起的大腿麻木等症状。

青少年发育欠佳：千万不要错过发育关键期

第二次世界大战之后，日本政府意识到其国人的身高明显比欧美国家和邻国人矮小，因此虽然战败，还是有计划地进行"强种"。他们发现欧美国家的人以高淀粉类和高蛋白食物为主食，所以国民普遍长得高大，就决定由强化小学生的早餐做起，一律由学校统一分送牛奶和面包，甚至不惜鼓励国人与欧美人士结婚，达到快速"强种"的目标。果然，几年之后就有了长足的进步。

发育欠佳的三大原因

虽然现在的年轻人偏爱西式饮食，身高也比父辈要高（差不多高一个头），但比较起来，应该还有很大的成长空间。虽然身高与遗传密切相关，但据我的观察，身高较矮，甚至长得又黑又小的学童通常有下列问题：

爱喝冰水或冷饮

除了平时就爱喝冷饮之外，最伤的是激烈运动后马上灌进大量冰水，身体由最热到最冷，温度转变过于激烈，肠胃急速收缩，不但发育大受影响，而且还可能造成内伤，甚至容易出现过敏性疾病。

女孩子因害羞而弯腰缩胸

有些女孩的胸部发育较早，自觉害羞，怕人取笑，因而经常缩胸、驼背、低头，由于胸胁不张而影响发育与身高，以至于到了初中或高中以后发育便停滞不前，极为可惜。

姿势不正确加上运动不足

虽然现在的学生较有主见与自信心，但长时间坐着念书或打字，一回到家又窝着看书、看电视，姿势或躺、或卧、或趴，更有人把沙发当床，严重影响背部和腰部的发育，久而久之则自然造成发育不良。

对于这类因长期姿势不正确而造成的发育不良，亦可采用整脊疗法加以改善。

整复手法：改善驼背

首先按摩患者背部两侧的肌肉15分钟，再以环抱法进行整脊。令患者两臂环抱，整脊师面向患者，右手握平拳伸至其背后，右拳的中心点抵住其脊椎突出处，左手则扶按其两手肘处。然后令患者呼气后吸气，趁其再次呼气时，右拳瞬间使力向内压，听见轻微的响声即表示已复位（图①）。

但为了确认整脊是否成功，宜再检视脊椎上下是否对称，如仍有侧弯情形，向右倾斜者再以右掌底向左推送，左手则扳于腰部以帮助使力，听见声响时即表示已复位（图②）。

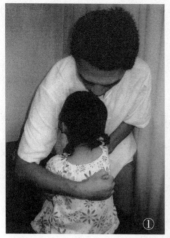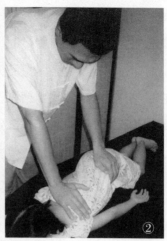

自疗法：促进气动就能长得更高

从青少年时期的发育情形就能预测长大以后的情况，因此，想要拥有令人满意的身高，千万不要错过这个宝贵时期，必要时可以实行自我矫治，其中又以运动最为直接而有效。

例如平日可以借着打球、跳高和拉单杠等向上的动作拉长身高。打篮球的人为什么会长高？因为打篮球除了是一种全身运动外，还可以用中医所讲的气来作解释：身体向上时，体内的气较易被激发出来，使气动的物理现象随着运动而互相撞击，加上体内的正负电荷相互作用，热量消耗完毕后便会大量地补充电解质和蛋白质，而这些都是长高的必要条件。最简易有效的方法就是在家中"跳高"：练习摸着墙壁跳起，可以先试着跳几次，在摸到的墙壁最高处画一条线，等过些时候可跳得更高时再画一条线，每日摸着画线处跳跃30次。这个最简易、最原始的方法对身高和弹跳力都有加强的效果，临床上曾有练习3个月长高7～10厘米的纪录。

　　此外，平日还要注意保持姿势正确，这样除了可以保护脊椎之外，在读书方面也容易集中精神。具有代表性的姿势是日本人的跪坐和军中士兵受训时的板凳坐二分之一。因为借由外在的姿势端正训练，可矫正内心的思想使之亦保持端正，这也是儒家思想所强调的。

写在最后的话：请慎选整脊师

现在进行脊椎矫正、保健的机构很多，有的人一有神经、骨骼、肌肉方面的不适症状，常习惯于到这类机构或中医诊所去推拿一下，大多数人都觉得这是很普通的民俗疗法，也因成效不错，推拿、整脊皆颇受欢迎。

然而，由于整脊人员的素质参差不齐，造成大众接受此类医疗行为时的安全风险提高，不当整脊导致中风、晕眩甚至肋骨断裂的事时有发生。因此，民众应注意的是，只有领有执照的中西医师才能从事整脊，物理治疗师可在医师的指导下进行整脊，其他非医疗人员则不能进行整脊。

整脊在欧美先进国家已经过百年发展，例如美国就有多所脊骨神经学院，其毕业生还必须经过国家考试认证才可执业。国内目前尚没有类似的正式训练与考核程序，大家在接受整脊时应谨慎评估，特别留意整脊师是否有足够的专业知识、技术与经验，再决定是否接受整脊治疗。